Cálculo de dosis de medicamentos en enfermería:
conceptos y ejercicios prácticos reflexivos

Comité Editorial

Antonio Jesús Marín Paz
Miriam Poza Méndez

CÁLCULO DE DOSIS DE MEDICAMENTOS EN ENFERMERÍA: CONCEPTOS Y EJERCICIOS PRÁCTICOS REFLEXIVOS

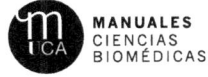

MANUALES
CIENCIAS
BIOMÉDICAS

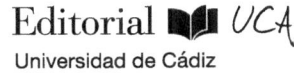

Editorial UCA
Universidad de Cádiz

2024

Edita: Editorial UCA
C/. Doctor Marañón, 3 - 11002 Cádiz (España)
publicaciones.uca.es
publicaciones@uca.es

© Servicio de Publicaciones de la Universidad de Cádiz, 2024
© Antonio Jesús Marín Paz y Miriam Poza Méndez

Impresión: Ulzama Digital

Primera edición: 2024. Primera reimpresión: 2025

Impreso en España/*Printed in Spain*

Depósito Legal: CA 212-2024
ISBN papel 978-84-9828-929-9
ISBN PDF 978-84-9828-930-5

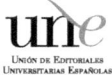

Esta editorial es miembro de la UNE, lo que garantiza
la difusión y comercialización de sus publicaciones a
nivel nacional e internacional.

Índice

Lista de abreviaturas generales

Las abreviaturas relacionadas específicamente con el cálculo de dosis se encuentran listadas en el Anexo 1.

- AAM: Acontecimiento Adverso por Medicamentos.
- AEMPS: Agencia Española de Medicamentos y Productos Sanitarios.
- CGPM: Conferencia General de Pesas y Medidas.
- DERS: Dose Error Reduction Software *(Software de reducción de errores de dosis)*.
- DNI: Documento Nacional de Identidad.
- HC: Hidratos de Carbono.
- NANDA: North American Nursing Diagnosis Association *(Asociación Norteamericana de Diagnósticos de Enfermería)*.
- NIC: Nursing Interventions Classification *(Clasificación de Intervenciones de Enfermería)*.
- NOC: Nursing Outcomes Classification *(Clasificación de Resultados de Enfermería)*.
- NPH: Neutral Protamine Hagedorn *(Protamina neutra de Hagedorn)*.
- ONR: Orden de No realización de Reanimación cardiopulmonar.
- PAE: Proceso de Atención de Enfermería.
- PCA: Patient-Controlled Analgesia (Analgesia Controlada por el Paciente).
- QR: Quick Response *(Respuesta Rápida)*.
- RAM: Reacción Adversa al Medicamento.
- SEFV-H: Sistema Español de Farmacovigilancia de Medicamentos de Uso Humano.
- SI: Sistema Internacional de Unidades.
- SIGRE: Sistema Integrado de Gestión y Recogida de Envases.

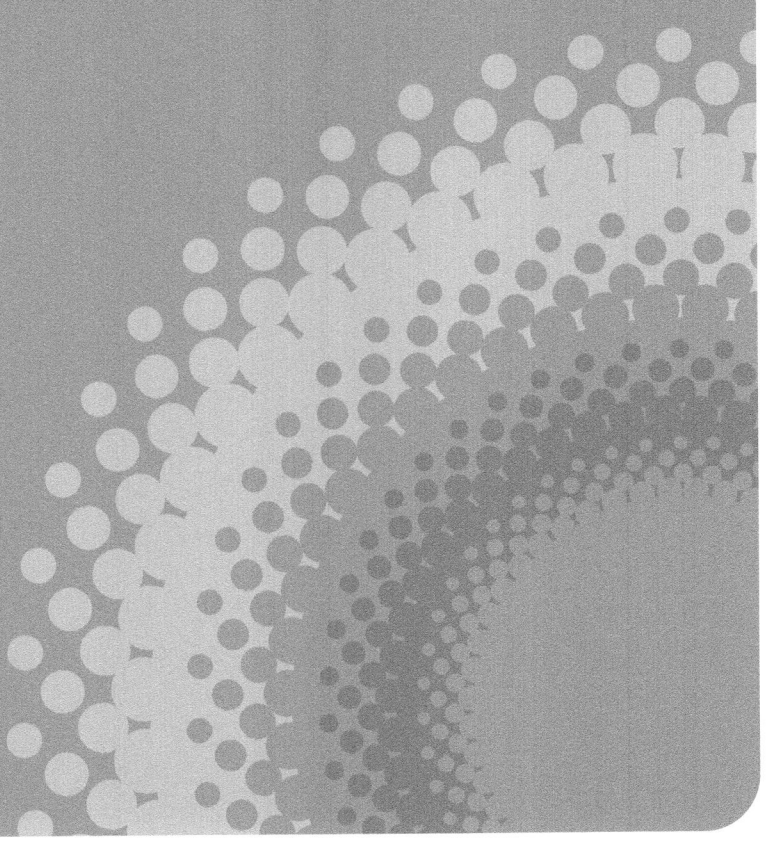

Sección 1

Aspectos teóricos relacionados con el cálculo de dosis de medicamentos

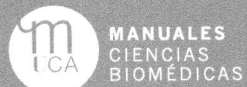

SECCIÓN 1. **Aspectos teóricos relacionados con el cálculo de dosis de medicamentos**

Capítulo 1. Introducción

1.1. Justificación y objetivos

Numerosos estudios muestran las dificultades que enfrentan los estudiantes y profesionales de enfermería para realizar los cálculos de dosis de medicamentos (Mackie & Bruce, 2016; Ramjan, 2011; van de Mortel et al., 2014). En el estudio realizado por van de Mortel et al. (2014) se obtuvo que más de la mitad de los estudiantes de enfermería de todo el mundo cometen errores aritméticos cuando realizan cálculos de dosis de medicamentos, lo cual indica la naturaleza global del problema.

Los mismos necesitan aprender y desarrollar habilidades de cálculo de dosis de medicamentos para realizar una administración segura. Ser capaz de calcular la medicación con precisión y proporcionar una administración segura equivale a resultados exitosos para el paciente (Johnson et al., 2020; Ramjan et al., 2014).

Los errores de medicación son comunes y pueden poner en peligro la seguridad del paciente (Gobierno de España, 2015a; Lilley & Rainforth Collins, 2020; Romero Viamonte, 2018; Organización Mundial de la Salud, 2022). Según la Agencia Europea del Medicamento, del 18,7% al 56% de los eventos adversos que se dan en pacientes hospitalizados son originados por errores de medicación, y por lo tanto serían evitables (Agencia Europea del Medicamento, 2015, pág. 5). Se estima que el 7,5% de los errores se han dado durante la prescripción en el ámbito ambulatorio y el 0,08% durante la dispensación. En el ámbito hospitalario, del 0,3 al 9,1% hallados en la prescripción y del 1,6 al 2,1% durante la dispensación (Ministerio de Sanidad, Servicios Sociales e Igualdad, 2017, pág. 1). Además, se considera que el gasto asociado a los errores de medicación a nivel mundial es de 42.000 millones de dólares anuales (Organización Mundial de la Salud, 2017).

Por todo ello, es importante tener claro el concepto de error en la medicación, que se encuentra definido como «fallo no intencionado en el proceso de prescripción, dispensación o administración de un medicamento bajo el control del profesional

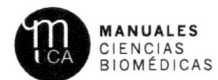

sanitario o del ciudadano que consume el medicamento. Los errores de medicación que ocasionen un daño en el paciente se consideran reacciones adversas, excepto aquellos derivados del fallo terapéutico por omisión de un tratamiento» (Ministerio de Sanidad, Servicios Sociales e Igualdad, 2017, pág. 9).

Uno de los errores de medicación más frecuentes es el cálculo incorrecto de la dosis, la velocidad de infusión, la falta de conocimiento y la reflexión sobre el resultado obtenido, entre otros. De ahí la importancia y necesidad de una adecuada formación de los profesionales de la salud. En definitiva, es de vital importancia mejorar las habilidades matemáticas y el conocimiento conceptual de los profesionales de la enfermería relacionados con la farmacología y cálculo de dosis de medicamentos para reducir la incidencia de errores de medicación, así como realizar una posterior administración segura de medicamentos (Brindley, 2018).

Por lo tanto, el objetivo general de este manual es mejorar el aprendizaje y las competencias matemáticas en relación al cálculo de dosis de medicamentos en los estudiantes y profesionales de enfermería, así como otros profesionales sanitarios relacionados con dicha competencia, para aumentar la seguridad de las personas. Asimismo, se plantean los siguientes objetivos específicos: (1) comprender las bases teóricas sobre las que se sustentan el cálculo de dosis de medicamentos y su administración, (2) conocer estrategias específicas para la determinación de la dosis de medicamentos mediante diferente formulación matemática y el uso de herramientas digitales específicas, (3) evidenciar los factores y las consecuencias ético-legales de los errores de medicación, y (4) reflexionar, en base a la evidencia científica, sobre los resultados calculados.

1.2. Conceptos generales sobre farmacología

En cuanto a los conceptos más usuales, según la Real Academia Española, la Farmacología es la «parte de la medicina que trata de los medicamentos» (Real Academia Española, 2023). No obstante, se trata de una rama del conocimiento que tiene su propia disciplina, aunque de forma transversal es utilizada por diferentes profesionales sanitarias dentro de sus competencias y funciones, entre las que se encuentra la enfermería.

Antes de establecer las relaciones farmacológicas y enfermeras, con la finalidad de facilitar una mayor compresión de la temática a tratar a lo largo de esta obra, se definen algunos de los conceptos básicos de los mismos a continuación (Real Academia Nacional de Medicina, 2021; García García, s.f., pág. 2):

Un *medicamento* es una sustancia o combinación de sustancias con propiedades para el tratamiento o prevención de enfermedades en seres humanos o en animales, o que puede administrarse con el fin de restaurar, corregir o modificar las funciones fisiológicas, ejerciendo una acción farmacológica, inmunológica o metabólica, o de establecer un diagnóstico.

Asimismo, entendemos por *dosis* a la cantidad de medicamento administrado en un momento dado o durante todo el curso del tratamiento de una enfermedad. El *número de dosis* viene determinado por la cantidad total de medicamento o el tamaño de la dosis a administrar, estableciendo el número de administraciones. Cuando se habla del *tamaño de la dosis*, se hace referencia a la cantidad de medicamento que hay que administrar y el número de dosis prescrito.

En cuanto al contenido de los medicamentos, la *disolución* es una mezcla homogénea en la que una o más sustancias se disuelven en otra de forma que no es posible diferenciar las partículas de cada sustancia. Se compone de solutos y disolventes. El *soluto* es el componente de una disolución que se considera disuelto en el otro, llamado disolvente. El *disolvente* es el componente líquido predominante de una disolución, al que se incorpora el soluto. Por lo tanto, es el producto químico capaz de disolver alguna sustancia. Por otra parte, la *concentración* se define como la cantidad de soluto que hay en una disolución o la cantidad de soluto que hay en una determinada cantidad de disolvente.

En cuanto a la presentación farmacéutica, el *principio activo* es definido como toda sustancia o mezcla de sustancias destinadas a la fabricación de un medicamento y que, al ser utilizadas en su producción, se convierten en un componente activo de dicho medicamento destinado a ejercer una acción farmacológica, inmunológica o metabólica con el fin de restaurar, corregir o modificar las funciones fisiológicas, o de establecer un diagnóstico (Gobierno de España, 2015b). A su vez, la *forma farmacéutica* es la disposición en la que se formulan los principios activos y excipientes para constituir el medicamento (por ejemplo, comprimido, comprimido recubierto con película, cápsulas

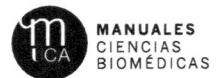

blandas, cápsulas duras, polvo para suspensión oral o solución inyectable; entre otros) (Agencia Española de Medicamentos y Productos Sanitarios, 2021).

La *posología* es la disciplina científica, rama de la terapéutica y de la Farmacología, que se ocupa de determinar la dosis y el intervalo de administración correctos de los medicamentos. La *vía de administración* es el lugar o sitio a través del cual se introduce el medicamento en el organismo (por ejemplo: vía oral, intramuscular, intravenosa, rectal, entre otros). Por su parte, entendemos por *toma* a cada una de las veces que se administra o ingiere un medicamento por vía oral (Agencia Española de Medicamentos y Productos Sanitarios, 2021).

En cuanto al ciclo vital, la *edad adulta* es el período de la vida humana en el que el individuo alcanza su desarrollo completo. Suele dividirse en tres etapas: temprana, de los 18 a los 30 o 40 años; intermedia o madura, de los 30 o 40 a los 60 años; y tardía o tercera edad, de los 60 o 65 años en adelante. La *edad pediátrica* es el periodo de la vida humana que comprende desde el nacimiento hasta los 14-18 años, dependiendo del país. En España, en la mayoría de comunidades autónomas abarca hasta los 14 años.

1.3. Cálculo de dosis de medicamentos y enfermería

Es fundamental, para los profesionales sanitarios involucrados en la prescripción, dispensación o administración de medicamentos (como es el caso de los profesionales de enfermería), disponer de determinadas habilidades para realizar el correcto cálculo de dosis de medicamentos y saber calcular la velocidad de infusión del mismo (Mulac et al., 2022). Estas habilidades son elementales para realizar la administración segura de los fármacos en las personas que requieran un tratamiento farmacológico (Annamma & Ahmad, 2019; Dutra et al., 2022; Márquez-Hernández et al., 2019).

Por consiguiente, una de las habilidades importantes a desarrollar del currículo de la enfermería es la aritmética, definida como «la capacidad de comprender y usar los números en la vida diaria» (Rothman et al., 2008).

Asimismo, los profesionales de enfermería basan sus cuidados profesionales en el método científico y en los modelos teóricos de cuidados. Así pues, el proceso de atención de enfermería (PAE) supone un método sistemático para estructurar los cuidados con la mayor evidencia científica disponible. En líneas generales, deben orientar su actividad en cubrir las necesidades de las personas que lo requieran, de tal forma que abarquen los niveles más altos de la pirámide de necesidades de Maslow (González Rodríguez et al., 2018). Por lo tanto, es necesario realizar una valoración adecuada a la persona para recabar y organizar la información sobre factores de riesgo, problemas potenciales, recursos de apoyo e interrelación entre las necesidades que puedan existir; entre otros (Bellido Vallejo et al., 2010).

Dado que un error de cálculo de dosis de medicamentos puede tener consecuencias muy variadas, dependerá en muchas ocasiones de la dosis administrada, por lo que en esos casos la valoración estaría orientada a dichas consecuencias, especialmente en la aparición de las nuevas necesidades no cubiertas (especialmente las más básicas). No obstante, deben tenerse en cuenta aquellas asociadas a evitar peligros o aumentar la seguridad a la hora de realizar un cálculo de dosis de medicamentos, como la información sobre alergias de medicamentos, la automedicación, o el consumo de sustancias (como el alcohol) (Martínez Nieto et al., 2014).

Una vez recabada la información, deben identificarse los problemas reales y/o potenciales, así como problemas de autonomía y de colaboración. En este sentido, y en línea a la valoración realizada, se podrán identificar algunos diagnósticos de enfermería (NANDA) que pueden relacionarse con problemas en el cálculo de dosis de medicamentos, sobre todo como condiciones asociadas o como factor de riesgo (Elsevier, 2022) (Tabla 1).

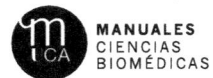
Tabla 1. Ejemplos de algunos diagnósticos de enfermería (NANDA) relacionados con el cálculo de dosis de medicamentos

Código	Diagnóstico	Característica
00025	Riesgo de desequilibrio del volumen de líquidos	Condición asociada
00026	Exceso de volumen de líquidos	Condición asociada
00027	Déficit de volumen de líquidos	Condición asociada
00028	Riesgo de déficit de volumen de líquidos	Condición asociada
00037	Riesgo de intoxicación	Factor de riesgo
00100	Retraso en la recuperación quirúrgica	Condición asociada
00128	Confusión aguda	Condición asociada
00134	Náuseas	Condición asociada
00173	Riesgo de confusión aguda	Condición asociada
00178	Riesgo de deterioro de la función hepática	Condición asociada
00179	Riesgo de nivel de glucemia inestable	Condición asociada
00200	Riesgo de disminución de la perfusión tisular cardíaca	Condición asociada
00201	Riesgo de perfusión tisular cerebral ineficaz	Condición asociada
00246	Riesgo de retraso en la recuperación quirúrgica	Condición asociada
00267	Riesgo de tensión arterial inestable	Condición asociada
00303	Riesgo de caídas del adulto	Condición asociada
00305	Riesgo de retraso en el desarrollo del niño	Condición asociada
00306	Riesgo de caídas del niño	Condición asociada
00311	Riesgo de deterioro de la función cardiovascular	Condición asociada

Tras los diagnósticos de enfermería, los profesionales de enfermería identifican resultados (objetivos) que planifiquen la posterior actuación de cuidados (Del Gallego et al., 2015). A nivel de cálculo de dosis de medicamentos, el resultado más destacado es «conocimiento: medicación» (NOC: código 1808), fruto de la interrelación comunicativa entre la persona y el profesional para el uso seguro de la medicación a preparar y administrar.

Una vez finalizada la fase anterior, los profesionales de enfermería realizan actividades de cuidados directas e indirectas en base a lo planificado (NIC). En la Tabla 2 se detallan algunas relacionadas con el cálculo de dosis de medicamento, teniendo en cuenta que no solo se debe prestar atención a las actuaciones del profesional en materia de prescripción y preparación de los medicamentos, sino que también se debe prestar atención a la persona que realice sus autocuidados relacionados con la preparación de la medicación en su contexto domiciliario (Butcher et al., 2019; Elsevier, 2022).

Tabla 2. Intervenciones de enfermería (NIC) relacionados con el cálculo de dosis de medicamentos

Código	Intervención	Actividades
2300	Administración de medicación	• Evitar las interrupciones al preparar, verificar o administrar las medicaciones. • Verificar la receta o la orden de medicación antes de administrar el fármaco. • Notificar al paciente el tipo de medicación, la razón para su administración, las acciones esperadas y los efectos adversos antes de administrarla, según sea apropiado. • Preparar los medicamentos utilizando el equipo y técnicas apropiados para la modalidad de administración de la medicación.
2380	Manejo de la medicación	• Observar si hay signos y síntomas de toxicidad de la medicación. • Vigilar los niveles séricos (electrólitos, protrombina, medicamentos), si procede. • Observar si se producen interacciones farmacológicas no terapéuticas. • Revisar periódicamente con el paciente y/o la familia los tipos y dosis de medicamentos tomados.

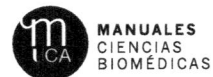
2390	Prescribir medicación	• Escribir la receta, con el nombre del fármaco e incluyendo la dosis y las instrucciones de administración. • Deletrear abreviaturas que se pueden confundir fácilmente (p. ej., microgramos, miligramos, unidades). • Verificar que los puntos decimales utilizados en la dosificación se ven claramente utilizando los ceros delante del punto decimal (p. ej., 0,2 frente a,2). • Evitar el uso de ceros detrás del punto decimal (p. ej., 2 frente a 2,0). • Utilizar abreviaturas, acrónimos y símbolos estandarizados. • Seguir las recomendaciones para las dosis iniciales de la medicación (miligramos por peso corporal en kilos, superficie corporal o dosis mínima efectiva). • Mantener el conocimiento de la medicación utilizada en la práctica, incluyendo indicaciones de uso, precauciones, efectos adversos, efectos tóxicos e información sobre la posología, según requieran las autoridades y regulaciones de prescripción.
2395	Control de la medicación	• Documentar el nombre, dosis, frecuencia y vía de administración del fármaco en la lista de medicaciones. • Comparar la lista de medicamentos con las indicaciones y la historia clínica para asegurar que la lista es exacta y completa.
5616	Enseñanza: medicamentos prescritos	• Instruir al paciente acerca de la posología, vía y duración de los efectos de cada medicamento. • Instruir al paciente sobre los criterios que han de utilizarse al decidir alterar la dosis/horario de la medicación, según corresponda. • Instruir al paciente sobre los signos y síntomas de sobredosificación e infradosificación.

Tras las actividades de enfermería, comienza un periodo de evaluación sobre lo realizado, comprobando y contrastando si se han alcanzado los objetivos planteados. Dada la particularidad del cálculo de dosis de medicamentos, la evaluación estaría dirigida a comprobar que se han realizado todos los procedimientos con seguridad y vigilar posibles efectos adversos derivados de una incorrecta dosificación inadvertida.

Inherente a estas actuaciones, es importante que los profesionales de enfermería sepan interpretar adecuadamente la hoja de prescripción de medicamentos para realizar un correcto cálculo de dosis de los mismos, así como su posterior administración. En ella, deberá venir detallado el nombre del medicamento y la posología, así como la hora, la vía y la forma de administración.

En la Figura 1, se muestra un ejemplo de una hoja de tratamiento de medicamentos en la cual nos podemos encontrar en la situación de tener que realizar un cálculo de dosis. En este caso, el profesional de enfermería del turno de mañana (8:00 - 15:00 h) deberá fijarse en el tratamiento prescrito en el horario de mañana. Como se puede observar, tiene prescrito 1 comprimido de 100 mg de losartán, vía oral a las 9:00 h, y 1 comprimido de 100 mg de ácido acetilsalicílico, vía oral a las 13:00 h. Puede darse el caso, que a la hora de preparar la medicación se tenga disponible solo comprimidos de 50 mg de losartán, con lo cual deberá realizar el cálculo de dosis. Como tiene prescrito 100 mg de losartán, en este caso deberá administrar 2 comprimidos de losartán de 50 mg. En este ejemplo, el cálculo es simple, ya que tan solo se tendría que sumar los mg que contienen cada comprimido de losartán hasta llegar a los 100 mg prescritos. En ocasiones, será necesario realizar operaciones más complejas para calcular correctamente la dosis a administrar, lo que requerirá disponer de unas adecuadas habilidades aritméticas y de conocimientos suficientes para realizar este cálculo.

ALERGIAS MEDICAMENTOSAS: METFORMINA																											
ALERGIAS NO CODIFICADA: Contraindicación Miscelánea:METFORMINA: DIARREA																											
MEDICAMENTOS	MAÑANA							TARDE							NOCHE											
	09	10	11	12	13	14	15	16	17	18	19	20	21	22	23	00	01	02	03	04	05	06	07	08
ACETILSALICILICO ACIDO 100 mg ALMUERZO Adiro® 100MG (ACETILSALICILICO AC.) COMP PRN:☐ Vía ORAL 100mg					**1** Comp 100 mg																			
LOSARTAN 100 mg DESAYUNO LOSARTAN 100MG COMP PRN:☐ Vía ORAL 100mg	**1** Comp 100 mg																							
OMEPRAZOL 20 mg CENA OMEPRAZOL 20MG CAPS PRN:☐ Vía ORAL 20mg											**1** Cap 20 mg													

Figura 1. Hoja de prescripción de medicamentos.

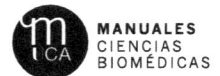
1.4. Características farmacológicas a considerar en el cálculo de dosis

1.4.1. Prescripción, dispensación y administración de fármacos

La prescripción de fármacos es la acción de administrar medicamentos, realizar procedimientos médicos o actos quirúrgicos de acuerdo con normas, reglas o estrategias, criterios y lineamientos que hagan coherente la solución de los problemas del paciente con los conocimientos médicos. Ello implica que un profesional competente debe autorizar a una persona para poder obtener un medicamento que es dispensado por los profesionales farmacéuticos en las farmacias (tanto ambulatorias como hospitalarias, según la naturaleza de la prescripción) (Prydderch, 2019; Romero Collado et al., 2017). La misma surge tras un proceso de análisis integral de la condición sociosanitaria de un individuo, y en absoluto es la fase final del proceso, ya que implica un seguimiento posterior al mismo (Gobierno de España, 2003, 2015b).

Aunque los profesionales de enfermería se mantuvieron en un vacío legal en cuanto a la prescripción y dispensación de fármacos, la *Ley del Medicamento* de 2006 (*Ley 29/2006, de 26 de julio, de garantías y uso racional de los medicamentos y productos sanitarios*) estableció que solo profesionales de medicina, odontología y veterinaria podían realizar dichas funciones. Esta circunstancia conllevaba una situación anómala e ilegal en el cuidado enfermero, en el que debían utilizar productos sanitarios y ciertos medicamentos a diario[1] (Gobierno de España, 2006; González Sánchez, 2015).

En 2009 se realizó una modificación de la *Ley del Medicamento*, incluyéndose a los profesionales de podología, sin contemplar de nuevo a los profesionales de la enfermería, lo cual, propició que algunas comunidades autónomas iniciaran medidas legislativas para adaptar la situación, dada la evidencia ofrecida en la labor diaria enfermera (Gobierno de España, 2009). Este proceso de consolidación fue expandiéndose por buena parte de los territorios del ámbito nacional, en el momento en el que se instó al Gobierno Central a legislar una medida que unificase los criterios creados por las comunidades autónomas y que ofreciera cierta responsabilidad y autonomía a los profesionales de enfermería en materia de dispensación de

---

[1] Nos referimos a casos tan habituales como la utilización de analgésicos para reducir el dolor, el uso de anestésicos locales para la realización de cirugía menor (en centros de salud o incluso en botiquines de playa) o el cuidado diario de las úlceras por presión.

medicamentos y productos sanitarios (Ortega-Marlasca, 2017; Romero Collado et al., 2014).

Fruto de ello, se publicó el *Real Decreto 954/2015, de 23 de octubre, por el que se regula la indicación, uso y autorización de dispensación de medicamentos y productos sanitarios de uso humano por parte de los enfermeros*, que debía solucionar la problemática iniciada desde 2006. Sin embargo, la polémica surgió en el apartado 2 del capítulo 3, en el que se eliminó y se añadió contenido no consensuado con las diferentes asociaciones de profesionales de enfermería (Gobierno de España, 2015a). Esa modificación implicaba que la orden enfermera se realizaría tras una prescripción médica, y no mediante la validación de protocolos y guías de práctica clínica por parte del Ministerio de Sanidad (Ayuso Murillo, 2018). Asimismo, se enfatizaba que dichos cambios obedecían a cuestiones de seguridad, poniendo en tela de juicio las competencias y actuaciones del profesional de enfermería:

> En todo caso, para que los enfermeros acreditados puedan llevar a cabo las actuaciones contempladas en este artículo respecto de los medicamentos sujetos a prescripción médica, será necesario que el correspondiente profesional prescriptor haya determinado previamente el diagnóstico, la prescripción y el protocolo o guía de práctica clínica y asistencial a seguir, validado conforme a lo establecido en el artículo 6. Será en el marco de dicha guía o protocolo en el que deberán realizarse aquellas actuaciones, las cuales serán objeto de seguimiento por parte del profesional sanitario que lo haya determinado a los efectos de su adecuación al mismo, así como de la seguridad del proceso y de la efectividad conseguida por el tratamiento (Gobierno de España, 2015, pág. 121485).

Así pues, la actuación de los profesionales de enfermería en la dispensación del medicamento dependía de la propia acreditación del profesional para el ejercicio del mismo, pero también en gran medida del profesional de medicina (Diario Enfermero, 2016) (Figura 2).

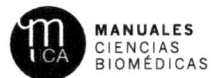
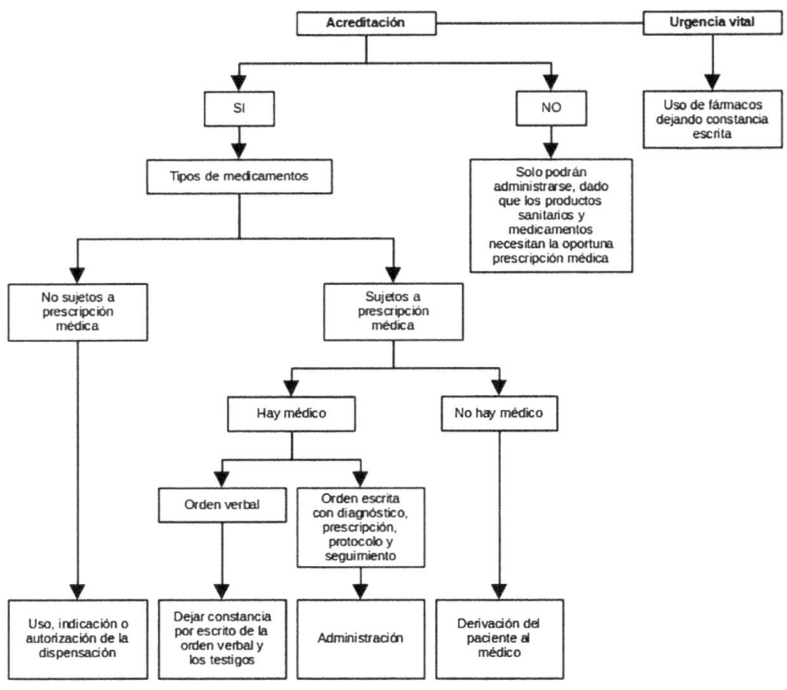

Figura 2. Diagrama de flujo de actuación según el RD 954/2015. Fuente: Diario Enfermero, 2016.

La publicación de dicho Real Decreto 954/2015 suprimió la legislación previa autonómica, siendo rechazada la modificación del artículo 3 por parte del Tribunal Supremo. Sin embargo, en 2018, se publicó el *Real Decreto 1302/2018, de 22 de octubre, por el que se modifica el Real Decreto 954/2015, de 23 de octubre, por el que se regula la indicación, uso y autorización de dispensación de medicamentos y productos sanitarios de uso humano por parte de los enfermeros*. En él se modificaron los artículos conflictivos para ajustarse a la realidad profesional de la disciplina (Gobierno de España, 2018) y se sentaron las bases para el inicio de las publicaciones de los protocolos, comenzando las validaciones de las guías para la indicación, uso y autorización de dispensación de medicamentos sujetos a prescripción médica por parte de los profesionales de enfermería en heridas, quemaduras, hipertensión arterial y diabetes mellitus tipo 1 y tipo 2 (Gobierno de España, 2020, 2022a, 2022b; Pérez Raya, 2022).

En cuanto al proceso de acreditación enfermera para dicha competencia, los requisitos son, actualmente, la posesión del título de Grado en Enfermería o anteriores titulaciones y cumplir con uno de los dos siguientes requisitos: (1) experiencia profesional de un año o (2) superación de un curso gratuito ofertado por la Administración sanitaria. En el caso de los cuidados especializados, también es requisito poseer un título de «Enfermero Especialista» (Gobierno de España, 2018).

El documento en el que figura la prescripción se denomina receta. En ella se consigna el nombre del medicamento comercial o bien el principio activo[2], dosis, forma farmacéutica y número de unidades. Asimismo, incluye otros datos como la filiación de la persona, del profesional sanitario responsable de la prescripción y del farmacéutico; entre otros (Servicio Andaluz de Salud, 2022a).

Actualmente, muchos Servicios de Salud, aprovechando la implantación de las nuevas tecnologías, han implantado la receta en su formato electrónico (Gobierno de España, 2011). En el caso del Sistema Sanitario Público de Andalucía, la prescripción se realiza a través de la Historia de Salud Digital (mediante la plataforma electrónica *Diraya*), que conecta los servicios de salud con las farmacias mediante la tarjeta sanitaria del usuario. Este sistema ha aportado multitud de ventajas con respecto a la receta tradicional en papel, sobre todo en la facilidad de las gestiones de la prescripción, su consulta en cualquier momento, un mayor uso racional de los medicamentos y, no por ello menos importante, una prescripción mecanografiada, evitando errores de medicación atribuible a una mala caligrafía del profesional sanitario responsable de la prescripción (Gobierno de España, 2012; Servicio Andaluz de Salud, 2022b).

1.4.2. Envases y simbología de los medicamentos

La información que contienen los envases de los medicamentos está sujetos a normativa para identificarlos unívocamente. No obstante, la presentación de la misma en el diseño varía en función del tamaño del envase (Ayestarán Martínez, 2015).

Generalmente, en el anverso, aparece el nombre, la dosis y la forma farmacéutica; que deben estar escritos de forma homogénea, indicando justo debajo el nombre del

---

[2]En caso de prescribirse por principio activo, el farmacéutico dispensará un medicamento genérico con la dosis y forma farmacéutica prescrita.

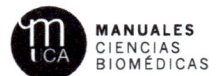
principio activo (en caso de un medicamento comercial). Asimismo, en el centro aparecerá el nombre del fármaco en alfabeto *braille* (AEMPS, 2006). En la esquina superior derecha aparecen diferentes símbolos y siglas relacionados con el medicamento (por ejemplo, medicamento sujeto a prescripción médica o estupefaciente), mientras que en la esquina inferior izquierda suele incluirse los datos de la vía de administración, el número de unidades de fármaco que contiene el envase y, voluntariamente, un pictograma con la forma farmacéutica real del medicamento. En el reverso, se repite información similar del anverso, aunque con diferente disposición. Suele incluir otros símbolos e incluye el cupón precinto[3]. En cuanto a los laterales del envase, se anexa información complementaria como recomendaciones, campo de anotación personal para la persona en tratamiento, el laboratorio farmacéutico, los excipientes, códigos (lote y fecha de caducidad), el símbolo del punto SIGRE (Sistema Integrado de Gestión y Recogida de Envases) e incluso un código QR con más información (AEMPS, 2022b) (Figura 3).

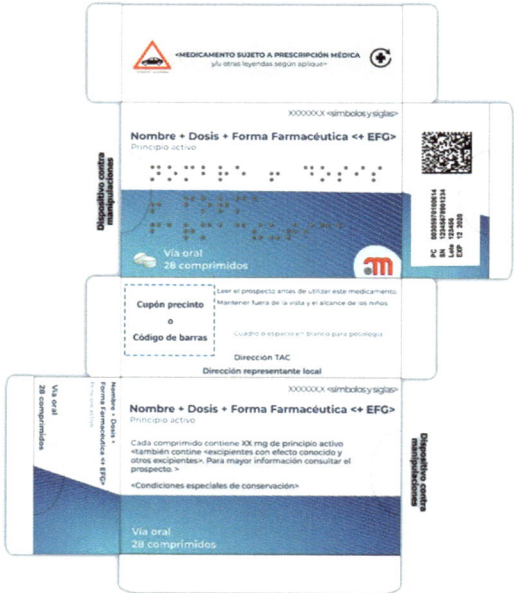

Figura 3. Diseño e información de un envase de medicamento.
Fuente: AEMPS, 2022b.

---

[3]El cupón precinto está destinado a la posterior facturación del medicamento a cargo del Sistema Nacional de Salud. En los últimos años, está empezando a sustituirse por un identificador único digital, evitando que los profesionales de las farmacias deban recortarlo cada vez que corresponda.

La Figura 4 comprende los símbolos autorizados por la *Agencia Española de Medicamentos y Productos Sanitarios* (AEMPS) para que puedan ser incluidos en los envases[4] y productos sanitarios. Se debe destacar que los medicamentos incluidos en el anexo I del Real Decreto 2829/1977 se subdividen a su vez en 4 listas (de mayor a menor peligrosidad), siendo la II, III y IV aquellas que poseen el símbolo correspondiente[5]. En cuanto al anexo II del citado Real Decreto, no posee lista, constituyendo una relación de sustancias psicotrópicas no comunes en la dispensación habitual de este tipo de fármacos (Gobierno de España, 1976, 1977). Por su parte, los estupefacientes fueron regulados en la Convención Única de las Naciones Unidas en 1961 (Gobierno de España, 1967, Naciones Unidas, s.f.). También se incluyen en 4 listas, con mayor riesgo de drogodependencia en la lista I[6] (AEMPS, 2013).

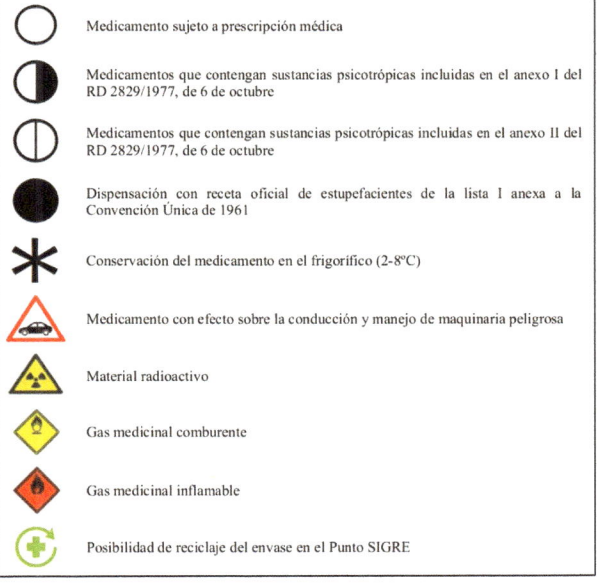

Figura 4. Significado de los símbolos que pueden aparecer en los envases farmacéuticos o productos sanitarios.

---

[4] Desde el Real Decreto 686/2013, no se deben incluir pictogramas relacionados con la fotosensibilidad de los medicamentos.

[5] La lista I corresponde a sustancias relacionadas con la drogadicción y, por lo tanto, prohibidas, por lo que solo se autoriza su uso con fines científicos. La lista II incluye estimulantes, la lista III se engloban los depresores del sistema nervioso y la lista IV las benzodiacepinas.

[6] Las listas comprenden los opiáceos y sus derivados. La lista I suele requerir recetas de estupefacientes, la lista II incluye opiáceos menores (por ejemplo, codeína), la lista III abarca derivados de las sustancias incluidas en la lista anterior y la lista IV engloba sustancias prohibidas.

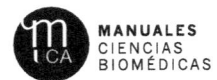

En cualquier caso, en varias listas, tanto en psicótropos como estupefacientes, es obligatorio llevar un registro de entrada (reabastecimiento) y salida (administración) de dichas sustancias. Concretamente, la retirada del medicamento debe registrarse obligatoriamente en el libro recetario junto con la identificación y DNI del profesional de enfermería, así como en el libro de estupefacientes (para fármacos que se incluyan en las listas I y II de estupefacientes, y en las listas II, III y IV del anexo I de psicótropos) (AEMPS, 2013; Gobierno de España, 2013b). Normalmente, en el ámbito hospitalario, dicho libro de estupefacientes suele localizarse cercano a la caja fuerte donde se encuentran almacenados.

Otro aspecto a tener en cuenta es el uso o no de abreviaturas. La AEMPS solo acepta su empleo en los envases farmacéuticos. No obstante, la aparición de abreviaturas es muy común en la prescripción de medicamentos y en las hojas de tratamiento de enfermería, dado que su principal ventaja es el ahorro de tiempo, pero innegablemente conlleva a un aumento de riesgo de errores de medicación (Mennonite College of Nursing, s.f.; Salud Madrid, 2014). Es por ello por lo que se recomienda encarecidamente evitar el uso de las mismas y escribir la pauta de tratamiento farmacológico con palabras completas siempre que sea posible (AEMPS, 2022b; Mondaca-Gómez y Febré Vergara, 2020). En cualquier caso, en el Anexo 1 se enumeran las abreviaturas más comunes utilizadas en dichas situaciones.

Por último, el envase contendrá el propio medicamento y el prospecto. Este último consta de instrucciones básicas destinadas a la población general que debe administrar el fármaco (para sí mismos o bien a una persona que necesite de sus cuidados) (AEMPS, 2022b) (Figura 5). De hecho, su contenido suele dividirse en:

1. Para qué está destinado el fármaco.

2. Precauciones especiales de uso (incluidos grupos de edad y otras situaciones especiales como el embarazo, la lactancia materna o efectos sobre la conducción; entre otros).

3. Interacciones farmacológicas con otros medicamentos o sustancias (como el alcohol).

4. Posología en función de la indicación terapéutica o grupo de edad.

5. Actuación en caso de sobredosis.

6. Actuación en caso de olvido o interrupción del tratamiento farmacológico.

7. Posibles reacciones adversas y sus notificaciones.

8. Conservación del medicamento.

9. Composición del medicamento.

10. Descripción del contenido del envase.

11. Titularidad del producto farmacéutico.

12. Fecha de la última revisión del prospecto.

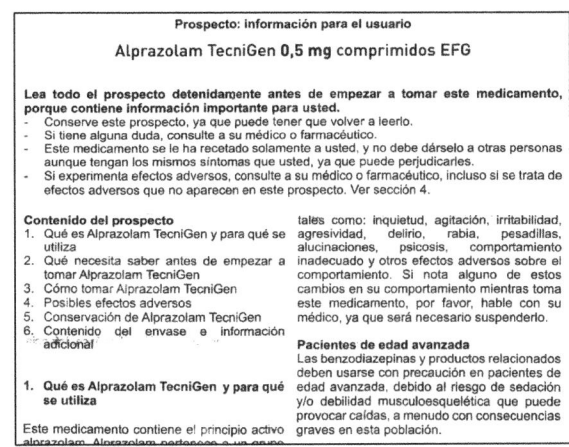

Figura 5. Prospecto de alprazolam TecniGen 0,5 mg comprimidos EFG.

No obstante, los profesionales sanitarios disponen, en el *Centro de información online de medicamentos de la AEMPS* (CIMA), de la ficha técnica del medicamento, que, aparte de proporcionar información más extensa y precisa respecto a los apartados anteriores, también incluyen datos relacionados con la farmacocinética y la farmacodinamia (AEMPS, 2017).

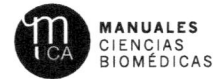
1.4.3. Vías de administración

En la prescripción farmacéutica, o bien en la forma farmacéutica prescrita, se indica la vía de administración del medicamento. El cálculo de dosis varía en función de la vía de administración, que a su vez viene determinada por las características farmacocinéticas. A continuación, se describen las principales características de cada una de las vías de administración más empleadas en el ámbito de la enfermería (Castells Molina y Hernández Pérez, 2007; García Cabanillas y Castro Yuste, 2003; Ritter et al., 2020; Somoza Hernández et al., 2012).

La vía oral es la más empleada, dado que aprovecha la vía fisiológica del organismo a través del aparato digestivo. Suele ser la más cómoda, económica y segura para el usuario; destacando la posibilidad de poder retirar el fármaco en los primeros momentos tras la administración. No obstante, presenta algunos inconvenientes asociados tanto al fármaco (tamaño, sabor, compatibilidad con alimentos y su nivel de gastrolesividad) como a la persona (reducción o eliminación de la dosis administrada por vómitos, dificultades en la deglución, presencia de sonda nasogástrica, peristaltismo intestinal, alteraciones o patologías hepáticas y estados de obnubilación, estupor o inconsciencia). Las principales formas farmacéuticas sólidas asociadas a esta vía son el comprimido[7], la pastilla[8], la píldora[9], la cápsula y la gragea[10]; mientras que las líquidas son el jarabe, las gotas orales y los viales bebibles.

La vía sublingual es similar a la oral, colocando el comprimido o pastilla (de poca cantidad) debajo de la lengua, manteniendo la misma en dicha región hasta su total disolución. Es una administración con una farmacocinética relativamente rápida sin necesidad de un acceso parenteral, siendo desaconsejado en caso de personas inconscientes o no cooperadoras, o bien si existen alteraciones en el pH bucal.

La vía rectal se emplea en situaciones específicas. Se pueden emplear soluciones evacuantes relacionadas con patologías del intestino grueso o como preparación para una intervención quirúrgica. Sin embargo, existen medicamentos que pueden

---

[7]Los comprimidos pueden presentar diferentes características. Una de ellas es la presencia de ranuras, que sirven para la división equivalente en dosis más pequeñas o bien facilitar la deglución. Dichas ranuras quedarán limitadas a lo que especifica en su respectivo prospecto o ficha técnica del medicamento.
[8]Su uso está especificado para la absorción en la misma cavidad bucal o por vía sublingual.
[9]Adquiere forma de bola de pequeño tamaño.
[10]Presentan una barrera (compuesta generalmente por gelatina o ß-ciclodextrina) que puede enmascarar el sabor del principio activo, o con el fin de protegerlo del medio ácido del estómago.

administrarse por esta vía, sobre todo en la edad infantil, personas ancianas con déficit cognitivo o dificultad en la deglución, y personas inconscientes. Sus principales limitaciones son la absorción errática de esta vía, muy dependiente del pH y peristaltismo intestinal, y la posible irritación del tejido y mucosa intestinal. Otro inconveniente es que suele generar rechazo para la persona si existen otras alternativas de administración. Sus formas farmacéuticas principales son el enema y el supositorio[11].

La vía inhalatoria implica la administración de un fármaco a través del aparato respiratorio. En muchas ocasiones, se emplean para el tratamiento de patologías respiratorias, aunque también pueden presentar efectos sistémicos. En ocasiones, se trata de una alternativa a la vía parenteral, pero existen una serie de limitaciones a su uso: cambios en el sabor de los alimentos (especialmente si se toman tras la administración del fármaco, con riesgo de aparición de náuseas), irritación en el tejido pulmonar, presencia de mucosidad pulmonar y la dificultad para discernir la dosis administrada. En cuanto a los sistemas de dispersión de fármacos por esta vía, se cuenta con inhaladores de polvo seco, aerosoles, nebulizadores e incluso dispositivos de inhalación con cámara presurizada. Asimismo, existe una variante, que es la vía intranasal, siendo empleada frecuentemente en tratamientos ambulatorios con acción local, si bien existen algunas variantes con efectos sistémicos.

La vía tópica se caracteriza por administrarse en la superficie de la epidermis o mucosas con acción local, pudiendo realizarse a través de pomadas, cremas y geles. Se cuenta con la variante transdérmica, que conlleva la utilización de parches para un efecto sistémico[12].

La vía ótica es empleada principalmente en tratamientos de otitis y de eliminación de exceso de cerumen. El principal inconveniente son las formas farmacéuticas antibióticas con dispensador manual de gotas óticas que, unido a la falta de percepción del sonido de la persona debido a la patología ótica, puede provocar una sobredosificación.

Por su parte, la vía oftálmica está indicada especialmente para tratamientos oculares, debiendo inocularse las gotas oftálmicas en el tejido conjuntivo de la órbita

---

[11]Los supositorios presentan un punto de fusión menor a 37°C, absorbiéndose más rápido los de naturaleza lipcsoluble. Se introducen por la parte roma, dejando la punta en último lugar para favorecer su ascenso por el recto. En caso de dividirse la dosis a la mitad, se debe realizar un corte longitudinal.
[12]Los parches son una forma farmacéutica que permite el control de la dosis, ya que su dosificación depende del tiempo de aplicación de los mismos sobre la piel de la persona.

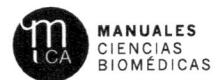
ocular sin tocar el extremo del aplicador. Una de las características de esta vía es su posología, con pautas de administración muy frecuentes (cada 2-4 horas).

La vía vaginal se emplea comúnmente para el tratamiento de patologías relacionadas con el aparato reproductor femenino, especialmente en lo relativo a infecciones bacterianas y fúngicas. Frecuentemente, consta de un aplicador en el que se inserta el óvulo, y a continuación se introduce el aplicador y se presiona la varilla para depositar el fármaco. La absorción del mismo dependerá en buena medida del pH vaginal.

A diferencia de las anteriores, la vía parenteral implica la punción, en diferentes tejidos o espacios del organismo, con una aguja o catéter para la inoculación de medicamentos. Dependiendo del destino, se bifurca en diferentes vías de administración, que a continuación se detallan.

La vía intradérmica se emplea en fármacos con fines diagnósticos o preventivos que impliquen la inoculación de pequeños volúmenes (iguales o inferiores a 0,3 mililitros) debajo de la epidermis, inclinando la aguja hasta 10° con respecto a la superficie, con un diámetro recomendado entre 0,3-0,4 milímetros (30G-27G respectivamente).

La vía subcutánea es utilizada con bastante frecuencia en tratamientos relacionados con el dolor crónico, trastornos de la coagulación y diabetes mellitus. Se administra a nivel de la dermis[13], lo que implica una velocidad de absorción relativamente rápida, admitiendo mayores volúmenes de fármaco (se recomienda hasta 2 mililitros). Se debe pellizcar la piel, asegurándose que no se recoge tejido muscular[14], y la aguja, con tamaño habitual de 0,5 milímetros de diámetro y 16 milímetros de longitud (25G), se inserta a 45° con respecto a la superficie (salvo en longitudes más cortas, especialmente en plumas de insulina, que en su defecto sería en 90°). En casos de tratamientos de larga duración, es muy recomendable rotar la zona de punción. Existe la variante hipodermoclisis, que supone la colocación y fijación de la aguja en el tejido dérmico para la administración continua de fármaco durante 48-72 horas.

La vía intramuscular está indicada para medicamentos que no se absorben por vía oral, no exista otra alternativa de administración dadas las circunstancias de la persona o

---

[13]Las zonas de inyección recomendadas son la parte externa de la cara posterior del brazo, parte anterior del muslo, parte inferior del abdomen, región superior a las crestas iliacas y glúteos.
[14]Una forma simple de evitar pellizcar tejido muscular, es pedirle a la persona que contraiga la zona muscular donde se vaya a introducir la aguja.

si tienen naturaleza oleosa o irritante. Los fármacos más frecuentes son antibióticos (especialmente si no pueden administrarse por vía intravenosa), benzodiacepinas y vacunas. Se administra preferentemente en el deltoides o bien en la región glútea (región superior distal por debajo de la cresta ilíaca, o alternativamente en el primer tercio de la línea imaginaria que se traza entre el punto distal de la zona de la cresta ilíaca y el punto superior del surco glúteo) para reducir el riesgo de lesión de grandes vasos o nervios. En caso de medicamentos irritantes, se aconseja la técnica en Z[15]. En el caso de menores de 2 años, se emplea el vasto externo/cara anterolateral del muslo, que es la zona donde se administran las vacunas. La aguja habitual mide 0,8 milímetros de diámetro y 40 milímetros de longitud (21G), insertándose en ángulo de 90° con respecto a la superficie. Antes de introducir el fármaco, es conveniente aspirar para asegurarse que no se ha producido un acceso intravenoso, aspecto que no es recomendado en el caso de las vacunas que se administran por dicha vía.

La vía intravenosa es la más común en el ámbito hospitalario. Permite la administración de grandes volúmenes y evita los factores que modifican la absorción del fármaco. Asimismo, ofrece la oportunidad de ajustar la dosis y su velocidad de administración. Sin embargo, se encuentran presentes algunas limitaciones como la imposibilidad de retirar el fármaco administrado y riesgos de infección, dolor y complicaciones cardiovasculares. Dependiendo del medicamento, podrá administrarse continuamente, de forma intermitente o bien en inyección directa («en bolo»). Dado que es necesario mantener un acceso directo al espacio intravascular venoso, su canalización debe ser sencilla y cómoda para la persona si es factible[16], utilizando un ángulo de punción adecuado a la vena seleccionada. Las características de la cánula intravenosa dependerán del tratamiento y su duración, así como las características del paciente al que esté destinado. Suelen presentar un diámetro entre 0,6-2,1 milímetros (23G-14G respectivamente)[17].

---

[15]La técnica en Z consiste en desplazar el tejido celular subcutáneo con la mano no dominante, administrar por vía IM con la mano dominante y, a continuación, devolver el tejido celular subcutáneo a su posición original. Esto provoca que el canal abierto por la aguja se cierre entre los dos tejidos, evitando el retorno del fármaco irritante (que produce sintomatología cuando contacta con el tejido celular subcutáneo).

[16]Preferentemente, en venas de los miembros superiores (está desaconsejado su inserción en miembros inferiores debido a la presencia frecuente de válvulas venosas, en venas endurecidas o con recorrido tortuoso, así como en regiones inflamadas, lesionadas o infectadas). Se prefiere su inserción en zonas más distales para preservar las áreas mediales en caso necesario.

[17]Las cánulas con mayor calibre están indicadas en urgencias y cuidados críticos, mientras que las de menor calibre se emplean preferentemente en pacientes pediátricos o personas adultas con problemas en el acceso venoso (pacientes

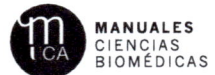

1.4.4. Farmacocinética

La farmacocinética estudia el recorrido que realiza un fármaco una vez administrado en el organismo hasta la región diana donde realizará su efecto terapéutico, por lo que es un aspecto a tener en cuenta para establecer la posología y el cálculo de dosis a administrar (Castells Molina y Hernández Pérez, 2007; Ritter et al., 2020). Se compone de las fases de liberación, absorción, distribución, metabolización y excreción; pudiendo llegar a producirse todas simultáneamente a medida que pasa el tiempo (Figura 6).

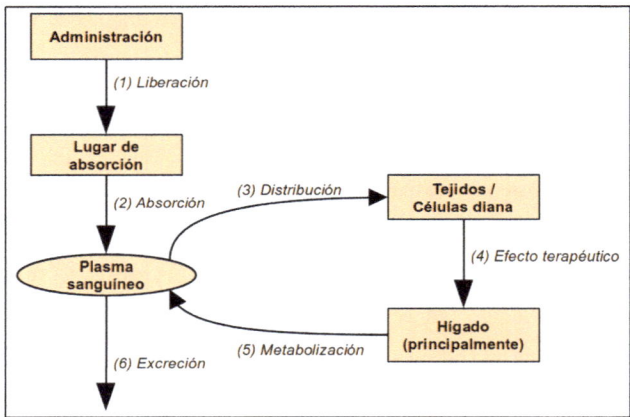

Figura 6. Esquema general del proceso farmacocinético.

La liberación se produce con la separación del principio activo de los excipientes[18]. A continuación, el principio activo es absorbido por los tejidos circundantes hasta llegar al plasma sanguíneo. Por lo tanto, estas dos primeras etapas de la farmacocinética variarán en función de la vía de administración utilizada (desde un periodo largo farmacocinético por vía oral, debido a su longitud y al metabolismo presistémico hepático, hasta su inexistencia por vía intravenosa). En cualquier caso, salvo en esta última vía de administración, el medicamento debe atravesar diferentes membranas por diversos mecanismos en función de su naturaleza lipídica o glucídica (difusión simple, ósmosis, difusión facilitada o transporte activo) o incluso sin

oncológicos o con ingresos hospitalarios frecuentes). Es importante destacar que las cánulas de tamaño hasta 20G, permiten la extracción de sangre por la misma.
[18]Algunos excipientes tienen precisamente la función de retrasar la liberación del principio activo, para un mejor control de la dosificación.

necesidad de atravesarlas en algunos casos (endocitosis y exocitosis). El grado de absorción de un fármaco depende de numerosos factores como la propia forma farmacéutica (mayor absorción si los excipientes permiten una liberación temprana), la liposolubilidad (mayor absorción en fármacos de naturaleza lipídica), el tamaño del principio activo (mayor absorción cuanto más pequeña sea la molécula), el flujo sanguíneo en la zona (mayor absorción si se trata de una zona muy irrigada[19]) y el grado de ionización y pH del fármaco con respecto al medio donde se absorba[20] (Nordeng et al., 2012; Taylor y Reide, 1999).

A su vez, la distribución, en líneas generales, es la fase encargada del transporte del principio activo por el torrente circulatorio hasta el tejido o célula diana, donde realizará el efecto. El mismo puede encontrarse mediante fracción libre disuelta en el plasma sanguíneo o bien transportada mediante su unión con proteínas plasmáticas (principalmente por albúmina) dependiendo de la concentración de ambos elementos y de la afinidad en los receptores[21]. A través de este procedimiento, podrá ser transportado a lo largo de todo el organismo, teniendo en cuenta que existen algunas barreras biológicas que impiden el paso de numerosas sustancias (hematoencefálica y placentaria) (Somoza Hernández et al., 2012).

Tras ejercer su efecto terapéutico, el organismo comienza la eliminación del fármaco, iniciándose la metabolización. Se realiza fundamentalmente en el hígado. La sustancia se degrada a otro producto con menor liposolubilidad, a menudo a través de reacciones químicas en dos fases que se realizan generalmente de forma secuencial. La fase I se caracteriza por la participación de las enzimas del citocromo P450[22] en la realización de reacciones catabólicas para transformar la sustancia (oxidación,

---

[19]Este factor es muy importante en el caso de los anestésicos locales, dado que el interés reside en que se mantenga en la zona de inyección el mayor tiempo posible. Por ello, se suele recurrir a su combinación con sustancias vasoconstrictoras, siempre y cuando la zona a administrar no sea distal (riesgo de necrosis tisular).

[20]Existen fármacos que son ácidos o bases débiles, por lo que tienden a ionizarse y reducir su liposolubilidad (es decir, se dificulta su absorción). Un ácido débil cuya constante de disociación sea diferente con respecto al pH del lugar de absorción (sobre todo si se encuentra en un medio básico), tenderá a ionizarse a medida que exista mayor diferencia de pH entre el fármaco y el medio (y viceversa). En el caso de los fármacos de base débil, tenderán a ionizarse a medida que se encuentren en un medio más ácido (y viceversa). La clave en su absorción es, por lo tanto, que se encuentren principalmente en su forma no ionizada. Este factor influye especialmente en las precauciones sobre la lactancia materna, ya que un fármaco ácido débil puede acceder a la leche materna y no poder retornar en su totalidad al plasma sanguíneo, dependiendo de si la leche presenta un pH más ácido que el plasma sanguíneo (fenómeno del atrapamiento iónico). También puede producirse este fenómeno en el embarazo, debido al pH ácido fetal.

[21]Es de destacar, en este momento, que pueden producirse un aumento de las concentraciones de los fármacos si la disponibilidad de proteínas plasmáticas es baja, dado que induce que exista una mayor proporción de fracción libre de los medicamentos.

[22]Uno de los principales factores idiosincráticos de aparición de reacciones adversas a los medicamentos es precisamente debido a las alteraciones genéticas en el organismo del número de enzimas del citocromo P450.

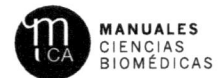
reducción e hidrólisis). De hecho, la incorporación de un grupo hidroxilo en esta fase, facilita las reacciones posteriores. En la fase II, las reacciones son por conjugación mediante acetilo, metilo, glucuronilo y sulfato; por lo que en casi todos los casos inactivan los efectos de la sustancia. En cualquiera de las dos fases, la actividad metabólica y sus efectos en el organismo, dependerá de la concentración de enzimas y cantidad de sustancia a metabolizar (Castells Molina y Hernández Pérez, 2007).

Por último, la excreción implica la eliminación del organismo de las sustancias inactivadas en el metabolismo. Existen diferentes vías como la salival, láctea, sudorípara y pulmonar. La excreción renal[23] es la más común debido a que permite el paso de la mayoría de los fármacos siempre que no tengan un peso molecular muy elevado. La mayoría alcanza el túbulo renal, siendo condicionados por el atrapamiento iónico a este nivel si son ácidos o bases débiles, por lo que deben encontrarse ionizados para su expulsión definitiva. La excreción biliar es otra vía importante de salida, especialmente los fármacos que han sido conjugados con grupos glucuronilo. Pasan al intestino delgado a través de la bilis, pudiendo sufrir un proceso de hidroxilación que permite su activación y reingreso en el organismo (ciclo enterohepático), o bien eliminarse de forma definitiva (Ritter et al., 2020; Somoza Hernández et al., 2012).

1.4.5. Posología

Los niveles plasmáticos de un fármaco dependen de la vía de administración y de la farmacocinética, por lo que el ajuste adecuado de la dosis es sustancial para que alcance una concentración óptima en el lugar de acción, realizando así un efecto terapéutico beneficioso en la persona. La curva de niveles plasmáticos se define por un periodo en el que, tras la administración del medicamento, comienza un periodo de gran absorción, pero la excreción se realiza de forma progresiva. A continuación, se alcanza un nivel estacionario en el que la velocidad de absorción y excreción son similares. Por último, comienza a excretarse más fármaco que el que se absorbe. Esta evolución es común para todas las vías de administración parenteral, pero la asimetría y pico de la curva es diferente debido a la desigualdad que existe entre ellas a nivel de absorción. Debe destacarse que la curva de niveles plasmáticos de la vía intravenosa es diferente, dado

---

[23]Se expresa mediante el aclaramiento renal (tiempo que tardan los riñones en eliminar del organismo el fármaco inactivo).

que no existe la absorción al inocular el fármaco directamente en el torrente sanguíneo (Somoza Hernández et al., 2012) (Gráfico 1).

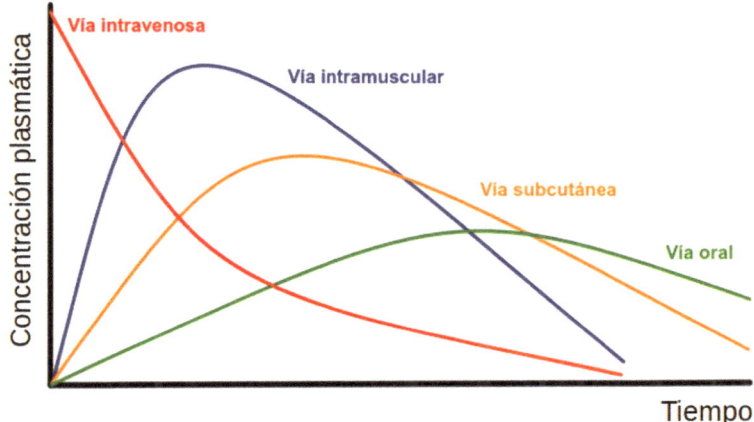

Gráfico 1. Curvas de niveles plasmáticos según la vía de administración.

Por lo tanto, salvo en la vía intravenosa, los medicamentos pasan por un periodo de latencia, en el que todavía no han alcanzado una concentración suficiente en el organismo para lograr su efecto terapéutico. A continuación, al sobrepasar la concentración mínima eficaz, alcanza su concentración máxima, que puede definirse como el pico máximo de la intensidad del efecto. Independientemente de la vía de administración, todos los niveles plasmáticos deben mantenerse buena parte del tiempo en el margen terapéutico, comprendido entre la concentración mínima eficaz y la concentración máxima admisible (toxicidad) (Gráfico 2). Dicho margen terapéutico varía según cada medicamento[24]. Cuando se administra sucesivamente 4 o más dosis de un medicamento, suele alcanzar el nivel estacionario, en el que la concentración del fármaco siempre se mantendrá en el margen terapéutico y, por lo tanto, su efecto terapéutico se mantiene durante todo el tiempo[25] (Somoza Hernández et al., 2012).

---

[24]Por ejemplo, el metamizol presenta un margen terapéutico amplio, mientras que la digoxina cuenta con un margen muy estrecho.
[25]El cumplimiento terapéutico de la posología es esencial para alcanzar el nivel estacionario. El ejemplo más clarificador es el caso de un paciente con dolor que se encuentre dormido en el momento de la administración del analgésico (por ejemplo, a las 6:00). En estos casos, es conveniente despertarle para ello, dado que, si se evita interrumpirle el sueño para la administración, los niveles plasmáticos del analgésico quedarían en el rango subterapéutico y, por lo tanto, presentará mayor dolor durante las próximas horas.

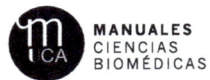

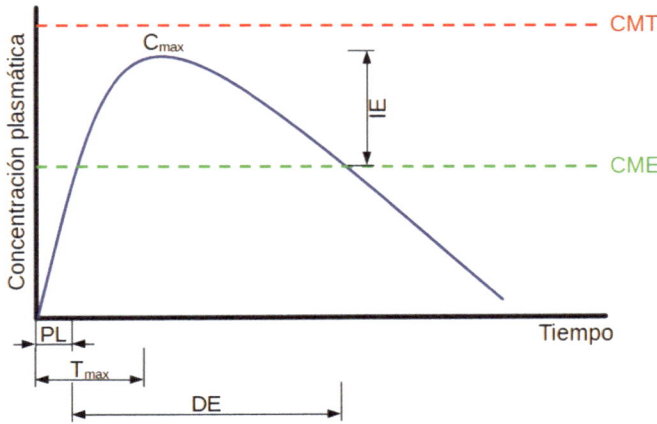

Leyenda:
- CMT: Concentración mínima tóxica.
- CME: Concentración mínima eficaz.
- PL: Periodo de latencia.
- C_{max}: Concentración máxima.
- T_{max}: Tiempo entre la administra la dosis hasta alcanzar la C_{max}.
- IE: Intensidad del efecto.

Gráfico 2. Características de la curva de niveles plasmáticos y límites del margen terapéutico.

Las curvas de niveles plasmáticos definen la pauta de tratamiento de los medicamentos de una persona, tanto las dosis como las vías de administración a emplear (Ritter et al., 2020). Así pues, un tratamiento por vía intravenosa alcanzará enseguida la máxima intensidad del efecto, pero su duración del efecto es limitada y requiere dosis más altas (manteniéndose en el margen terapéutico) o una pauta más frecuente. En cambio, el resto de las vías parenterales presentarán un periodo de latencia sin efecto terapéutico y una intensidad de efecto menor con respecto a la vía intravenosa, pero la duración del efecto podrá ser mayor (Aldaz-Pastor, 2005).

1.4.6. Acontecimientos adversos por medicamentos

Aunque hemos comprobado la actividad farmacológica habitual en el organismo, no siempre irá acompañada de los efectos deseados. Un acontecimiento adverso por medicamentos (AAM) es un daño leve o grave causado por el uso (o su falta) de un medicamento, pudiendo ser no prevenibles, cuando se trata de las reacciones adversas al medicamento (RAM), o prevenibles, atribuibles a errores de medicación. En cualquier caso, algunos AAM provocarán consecuencias perniciosas en la persona, mientras que otras no generarán ningún malestar (Ortega y Domínguez-Gil, 2000). En la Figura 7 se detallan las características relacionadas con estas situaciones.

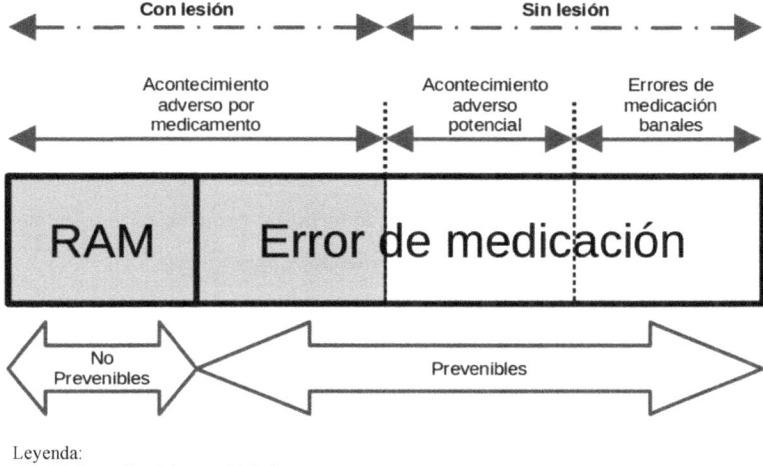

Leyenda:
- RAM: Reacción Adversa al Medicamento.

Figura 7. Tipos de acontecimientos adversos por medicamentos.

Es importante resaltar que todo fármaco es susceptible de provocar RAM en los seres vivos. Existen diferentes tipos en función de su naturaleza o posología (Castells Molina y Hernández Pérez, 2007):

- *Tipo A (Augmented):* aparecen cuando existe un aumento de la actividad farmacológica y es común en medicamentos con estrecho margen terapéutico. Por lo tanto, son predecibles, ya que están asociados a los efectos terapéuticos del mismo. Sus manifestaciones clínicas se reducen o desaparecen cuando se disminuye la dosis. Algunos ejemplos son la hipoglucemia provocada por insulinas o la aparición de hemoptisis durante un tratamiento anticoagulatorio.
- *Tipo B (Bizarre):* se producen de forma espontánea tras la administración del fármaco, cuyos signos y síntomas no concuerdan con la actividad farmacológica. Son poco frecuentes y raramente son dosis-dependientes. Suelen estar asociadas a fenómenos infecciosos, inmunológicos y genéticos; aunque no excluyen otros

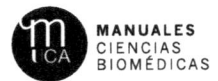
grupos farmacológicos no relacionados con estos procesos. Sus manifestaciones clínicas se reducen y desaparecen cuando se retira el fármaco del tratamiento. Un ejemplo de ello sería la reacción anafiláctica por administración de antibióticos.

- *Tipo C (Chronic):* se manifiestan en tratamientos de larga duración, en buena medida por procesos adaptativos celulares. Su efecto es predecible al inicio del tratamiento, por lo que se intenta acortar la duración del tratamiento si es posible. Dos ejemplos comunes serían la nefrotoxicidad por analgésicos y la aparición de farmacodependencia por benzodiacepinas.

- *Tipo D (Delayed):* son reacciones que se manifiestan mucho tiempo después de la finalización del tratamiento, destacando la carcinogénesis y la teratogénesis relacionadas con antineoplásicos e inmunosupresores.

- *Tipo E (End of treatment):* las reacciones adversas aparecen tras una brusca supresión del tratamiento farmacológico. Surgen a menudo cuando el organismo no es capaz de compensar el efecto terapéutico de los medicamentos una vez retirados. En estos casos, se recomienda la retirada progresiva del fármaco. La retirada brusca de glucocorticoides, benzodiazepinas y anticonvulsivantes suelen estar asociados a este fenómeno.

- *Tipo F (Foreign):* se producen como consecuencia de componentes ajenos al principio activo del fármaco, como pueden ser los excipientes. Uno de los casos más comunes puede ser la diarrea provocada por loperamida en pacientes con muy baja tolerancia a la lactosa, dado que en ocasiones su excipiente es lactosa.

A menudo, el profesional de enfermería, dado sus labores de cuidado continuos en las personas, son los primeros que observan y detectan dichos acontecimientos, por lo que es fundamental que puedan reconocer los signos y síntomas atribuidos a las RAM y tratar de *imputar* el medicamento que ha provocado dicha reacción (AEMPS, 2015).

En un reciente estudio retrospectivo sobre las causas de errores de cálculo de dosis, se reflejó que el 85% de los mismos produjeron una sobredosificación en los pacientes (Mulac et al., 2022). Ello implica que los efectos provocados por las RAM de tipo A son la consecuencia más frecuente del error de cálculo de dosis[26,27], aunque

---

[26]Aunque la definición de RAM de tipo A implica que existe un aumento de la actividad farmacológica del medicamento en dosis habitual, en no pocas ocasiones también se refiere a dicho aumento de la actividad en condiciones de error de medicación o de cálculo de dosis.

existan otros factores que lo produzcan, especialmente aquellos que intervienen directamente en las diferentes etapas farmacocinéticas del medicamento, como puede ser la administración de un fármaco por vía tópica en una región anatómica muy vascularizada o inflamada, patologías hepáticas y renales o fenómenos idiosincráticos; entre otros. Al ser una reacción adversa dosis-dependiente, los profesionales de enfermería deben ser capaces de discernir los efectos perjudiciales que provocan los fármacos cuando se alcanza la concentración mínima tóxica. Afortunadamente, en la mayoría de los casos suelen ser efectos predecibles y relacionados con el efecto que producen, por lo que permiten margen de maniobra para contrarrestar los efectos negativos que están incidiendo en la persona.

Según la *National Coordinating Council for Medication Error Reporting and Prevention*, un error de medicación se define como:

> Cualquier acontecimiento evitable que puede causar o conducir a un uso inadecuado de la medicación o a un daño al paciente mientras la medicación está bajo el control del profesional sanitario, del paciente o del consumidor. Dichos sucesos pueden estar relacionados con la práctica profesional, los productos sanitarios, los procedimientos y los sistemas, incluida la prescripción, la comunicación de órdenes, el etiquetado, el envasado y la nomenclatura del producto, la composición, la dispensación, la distribución, la administración, la educación, la supervisión y el uso (National Coordinating Council for Medication Error Reporting and Prevention, s.f.).

A pesar de que se trata de una situación que es evitable en todos los casos, desafortunadamente se produce con frecuencia en el sistema sanitario (Garrido-Corro et al., 2021). En un estudio reciente, se analizaron 1.970 eventos adversos relacionados con la medicación en los actos quirúrgicos y postquirúrgicos en España durante el periodo 2008-2017, de los cuales 110 (6%) correspondieron a errores relativos al cálculo de dosis. De hecho, el error más frecuente en este caso suele estar relacionado con un cálculo erróneo vinculado con el sistema métrico decimal (Sanduende-Otero et al., 2020).

---

[27]No obstante, es bien conocido que existe una infravaloración de los datos relativos a la infradosificación producto de un cálculo erróneo, ya que al no alcanzar la concentración mínima eficaz, la dosis se mantiene en rango subterapéutico, por lo que es más difícil detectar el error cometido al observarse solo la exacerbación de los síntomas de la enfermedad (al no alcanzar el margen terapéutico), y que en ocasiones se atribuye a la evolución natural de la misma o bien una complicación de diferente naturaleza.

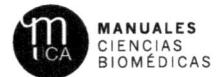

1.5. Aspectos ético-legales en cálculo de dosis y en la administración de medicamentos en enfermería: estrategias de prevención de errores

El cálculo de dosis y administración de un tratamiento farmacológico constituye un ejercicio de responsabilidad para el profesional de enfermería en relación a la seguridad del paciente, pero también conlleva estresores relacionados con el ambiente laboral y las competencias matemáticas personales (Horntvedt et al., 2014; Mulac et al., 2022; Weeks et al., 2013e; Williams y Davis, 2016). En la misma línea, el artículo 15 del *Código Deontológico de la Enfermería Española* indica claramente que «la Enfermera/o garantizará y llevará a cabo un tratamiento correcto y adecuado a todas las personas que lo necesiten, independientemente de cuál pueda ser el padecimiento, edad o circunstancias de dichas personas» (Consejo General de Enfermería, 1998, pág. 9). Aunque durante su etapa formativa deberá adquirir competencias relacionadas con las mismas[28] (Weeks et al., 2013a, 2013b, 2013d), especialmente en conocimientos y habilidades (Lan et al., 2014; MacDonald et al., 2013; Ofusu y Jarret, 2015), es importante que también se conozca la situación inherente legal que implican dichas actividades (Hurst y Marks-Maran, 2011; Simonsen et al., 2014). De hecho, existe evidencia científica del uso del contexto en el cálculo de dosis, simulaciones de alta fidelidad y simulaciones de baja fidelidad relacionadas con juicios criminales de profesionales de enfermería que han cometido un error de medicación, para así concienciar a los estudiantes de la importancia de prevenir el error bajo cualquier circunstancia (Sabin, 2013; Sabin et al., 2013; Smith-Stoner y Hand, 2008).

En suma, a lo largo de su vida profesional, deberá manejar diferentes medicamentos y vías de administración, siendo crucial que siempre se respete la dosis pautada e informar a la persona sobre el procedimiento para seguir el principio de no maleficencia (Rubio González et al., 2018). Aparte de los compromisos éticos, un solo error durante el procedimiento podría acarrear consecuencias legales negativas para el mismo, pero sobre todo un posible desenlace fatal en la persona que recibe el tratamiento, especialmente cuando debe prevenir enfermedades y discapacidades[29] (Martín Delgado et al., 2022).

---

[28]No siempre es así, dado que pueden existir sesgos en el aprendizaje derivados de una incorrecta docencia en cálculo de dosis.
[29]La legislación citada se corresponderá con sus versiones consolidadas más actuales hasta 2022.

Antes de centrar la atención en los aspectos legislativos relacionados con errores en la dosificación o de administración, se deben mencionar los aspectos psicosociales que afectan al profesional de enfermería y que no están incluidos en las mismas, pero que tienen igual relevancia. Uno de ellos es el propio *auto juicio* personal que se realiza frente a la equivocación cometida, en muchas ocasiones acompañada de una autoinculpación por los hechos cometidos. De hecho, es el propio profesional de enfermería, y no terceras personas, quien suele descubrir su propio procedimiento mal ejecutado (Athanasakis, 2019; Schelbred y Nord, 2007).

Sin embargo, muchas de esas incidencias no se comunican debido al temor a las represalias, por lo que se impide conocer la realidad certera de esta problemática (Cady, 2009; Chu, 2017; Hammoudi et al., 2018). Esta situación no es congruente con la actividad enfermera según el *Código de Ética del Consejo Internacional para las enfermeras* (revisión de 2021), que indica que las enfermeras deben fomentar la conducta ética cuando se producen errores o pseudo-errores, además de denunciar las situaciones en las que se ve amenazada la seguridad del paciente, abogar por la transparencia y cooperar con otros implicados para reducir el riesgo de errores (Consejo Internacional de Enfermeras, 2021). De hecho, una de las principales estrategias gubernamentales para fomentar la seguridad del paciente no es tanto averiguar la persona que cometió el error: más bien conocer todas las causas y circunstancias que indujeron a producirse dicho error (Ministerio de Sanidad, Servicios Sociales e Igualdad, 2017; Thompson, 2012). Por lo tanto, se tiende a evitar la causa y efecto *error-crimen* y se prefieren emplear estrategias de aprendizaje de experiencias previas ante un error de medicación (Cady, 2009; Chu, 2017; Otero López, 2003). Para ello, el *Sistema Nacional de Farmacovigilancia* de la AEMPS elaboró un decálogo de notificación de sospechas de reacciones adversas de medicamentos para profesionales sanitarios[30], incluso aquellas clasificadas como tipo A (Gobierno de España, 2013a; AEMPS, 2015) (Figura 8).

---

[30]La notificación de sospechas a reacciones adversas de medicamentos le corresponde tanto a profesionales sanitarios recogidos en la *Ley 44/2003, de ordenación de las profesiones sanitarias*, como a los ciudadanos.

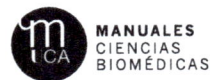
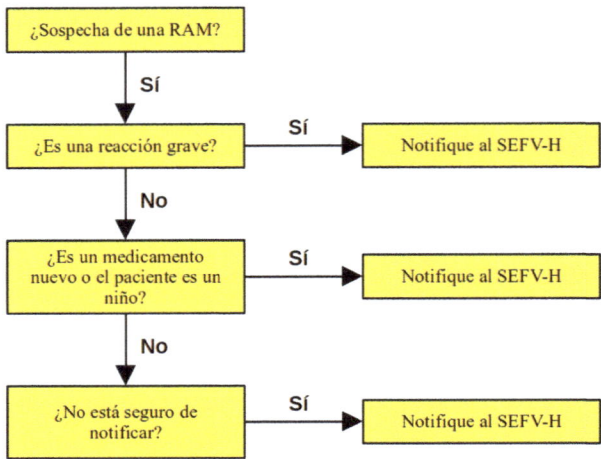

Leyenda:
- RAM: Reacción Adversa al Medicamento.
- SEFV-H: Sistema Español de Farmacovigilancia de Medicamentos de Uso Humano.

Figura 8. Sistema de notificación de sospechas de reacciones adversas de medicamentos por parte de los profesionales sanitarios.
Fuente: AEMPS, 2015.

En relación a esta cuestión, según el *Ministerio de Sanidad del Gobierno de España*, los 10 errores de medicación de mayor riesgo en pacientes durante el año 2021 fueron los siguientes (Instituto para el Uso Seguro de los Medicamentos, 2022):

1. Errores por incorrecta identificación de los pacientes.

2. Errores por omisión o retraso de la medicación.

3. Errores en pacientes con alergias o efectos adversos conocidos a medicamentos.

4. Errores en la conciliación de la medicación en las transiciones asistenciales.

5. Errores por la toma de medicación del propio paciente en el hospital.

6. Errores en las prescripciones verbales.

7. Errores asociados a la falta de utilización de bombas de infusión inteligentes.

8. Errores por la administración de dosis elevadas de paracetamol por vía intravenosa en niños.

9. Errores por similitud en el nombre o en la apariencia de los medicamentos.

10. Administración equivocada por vía intravenosa de medicamentos orales líquidos.

La ley requiere que los fármacos sean administrados a la persona, a la hora, forma farmacéutica, dosis y vía de administración correctas[31] (Elliot y Liu, 2010). Como se ha comprobado, un error de cálculo de dosis o de administración no es un hecho puntual, sino que depende de una serie de procesos que deben realizarse adecuadamente para poder prevenirse (Axe, 2011; Kuitunen et al., 2021). Debe tenerse en cuenta que un medicamento, desde que se fabrica hasta que se administra, pasa por varias fases en las que puede producirse dicho error, pero también en las mismas reside la capacidad de detectarlo a tiempo (AEMPS, 2022ª; Santi et al., 2014). Así, un fármaco puede producir consecuencias negativas debido a un error en su composición[32], un error debido a iscapariencia[33], un error en la prescripción o interpretación de la misma, un error en su dispensación o en la validación del medicamento, un error atribuido a un incorrecto cálculo de dosis o un error producido a la hora de administrarse por la vía correcta (Blignaut et al., 2017; Reason, 2000) (Figura 9).

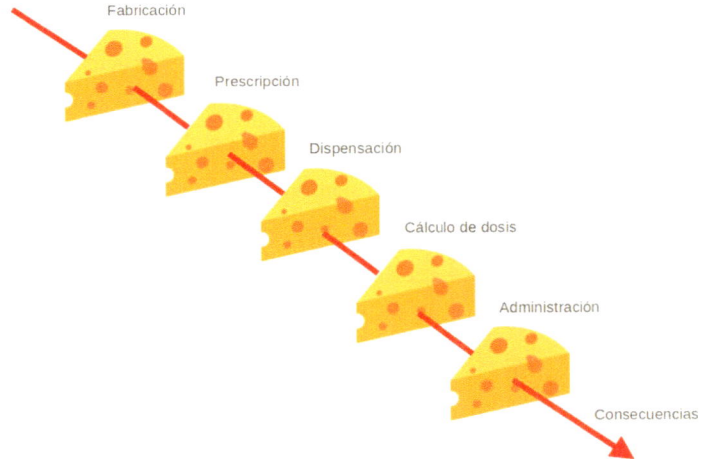

Figura 9. Modelo de riesgo de errores de medicación, basado en el modelo de queso suizo de Reason. Fuente: Reason, 2000.

---

[31]Se tratan de las 5 «R» de la administración de los medicamentos. Téngase en cuenta que no siempre este procedimiento de verificación elimina el riesgo de error, ya que existen factores externos que inciden en la labor diaria del profesional de enfermería.

[32]Al respecto, la AEMPS es muy estricta con los controles de calidad de los medicamentos y productos sanitarios, impidiendo la comercialización de lotes de medicamentos por diferentes motivos: presencia de esquirlas de cristal en viales, problemas en la estabilidad de los fármacos en relación a su conservación, errores en el etiquetado e impurezas superiores al límite establecido; entre otras razones.

[33]Se entiende por isoapariencia al fenómeno en el que dos medicamentos son muy parecidos visualmente, tanto en la presentación farmacéutica como en el diseño del envase y etiquetado.

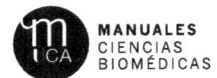
El proceso de utilización de un fármaco depende de numerosos profesionales sanitarios y no sanitarios, siendo el profesional de enfermería la persona más responsable a medida que se avance en la cadena de uso del mismo. Aunque los mismos presentan competencias para el cálculo de dosis, el error es inherente en el ser humano, por lo que no están exentos de producirse durante sus labores asistenciales (Márquez Hernández et al., 2019; Parry et al., 2015). En ocasiones, el error se encuentra condicionado por factores de presión internos y externos que inciden en el normal desarrollo de las funciones realizadas durante el turno de trabajo, buena parte atribuidos a la gran carga asistencial que presenta, falta de protocolos relacionados con la prevención de dichos errores (Brady et al., 2009; Gluyas y Morrison, 2014; Murphy y While, 2012) o la polifarmacia (Murray y Lyudmila, 2013). Se debe destacar que las RAM de tipo A suelen producir una baja mortalidad, pero sí pueden conllevar a una alta morbilidad, que supone alargar el periodo de estancia hospitalaria, fomentando así aumento de riesgo de infecciones nosocomiales, aumento del gasto sanitario y agravamiento de la enfermedad o surgimiento de nuevas en el propio paciente.

Actualmente, las consecuencias legales tras un error en el cálculo de dosis o bien en la administración del medicamento, son diferentes y con posibilidad de ser acumulativas (por ejemplo, penales y económicas) (Griffith et al., 2003; Kelman, 2022). Según el *Código Penal* español, las penas dependen de la naturaleza del delito y sus consecuencias para la parte afectada, en este caso, de la víctima (paciente/usuario) y/o, en su defecto, la familia. Dado que el origen del delito se debe a un error en el cálculo de dosis o en su administración, se asume que el daño ha sido realizado mediante una imprudencia, variando el grado en función de las consecuencias lesivas provocadas. Por lo tanto, el escenario puede diferir enormemente según la gravedad del daño cometido, desde la libre absolución hasta el ingreso en prisión (Gobierno de España, 1995; Mason, 2017).

En términos económicos, las consecuencias para el profesional las determina la *Ley de Enjuiciamiento Criminal*, determinando, en su artículo 240º, «en condenar a su pago a los procesados, señalando la parte proporcional de que cada uno de ellos deba responder, si fuesen varios [...]. Serán estos condenados al pago de las costas cuando resultare de las actuaciones que han obrado con temeridad o mala fe» (Gobierno de España, 1882).

Por otra parte, una sentencia condenatoria inhabilitante para el ejercicio de la profesión supone la pérdida de condición de colegiado en el Colegio de Enfermería de referencia para el profesional, según los *Estatutos generales de la Organización Colegial de Enfermería de España* (Gobierno de España, 2001).

Uno de los ejemplos de errores fue el *caso Ryan* (2009), cuando la enfermera encargada de suministrar la nutrición enteral del niño prematuro, administró erróneamente la fórmula por vía parenteral. Según la sentencia del Juzgado de lo Penal de Madrid en 2012, fue condenada por un delito de homicidio por imprudencia grave a la pena de 6 meses de prisión, inhabilitación al sufragio pasivo durante la condena, inhabilitación para el ejercicio de la profesión durante un periodo de 1 año y 6 meses y al pago de las costas judiciales (Juzgado de lo Penal de Madrid, 2012; Sevillano, 2009). Otro ejemplo fue el *caso Denver* (1996), en el que, a raíz de la prescripción de un tratamiento farmacológico sin pasar por doble verificación de lectura, así como la no reflexión sobre la cantidad de la dosis prescrita, se administró una dosis diez veces mayor de penicilina G en un recién nacido (Institute for Safe Medication Practices, 1998).

Por lo tanto, la prevención de errores de medicación es esencial para evitar consecuencias en la persona que se encuentra bajo tratamiento farmacológico, los profesionales sanitarios y el propio sistema sanitario. Las estrategias preventivas son de naturaleza multifactorial, con elementos dependientes del profesional o del ámbito laboral (Vrbnjak et al., 2016; Weeks et al., 2013c) (Figura 10).

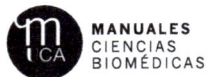
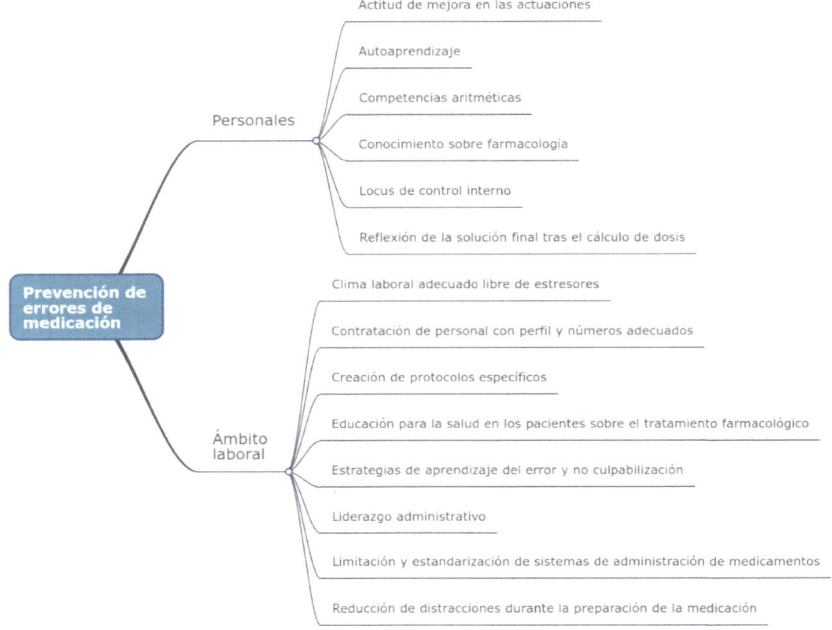

Figura 10. Factores preventivos de errores de medicación.

1.6. Bombas volumétricas y otros recursos en dosificación de medicamentos

Las bombas de infusión volumétricas son equipos electromecánicos utilizados para administrar soluciones de flujo continuo a través de una línea de infusión, y están diseñadas para poder regular el flujo (mL/h) y el volumen a infundir (mL), permitiendo de esta manera administrar fluidos con mayor precisión. Suelen estar indicado su uso para la infusión de fluidos, fármacos, alimentación por vía parenteral, sangre y productos sanguíneos por vía intravenosa, intraarterial, subcutánea y epidural.

Este tipo de dispositivos se comenzaron a utilizar a finales de la década de 1960, y desde entonces, se siguen utilizando por su gran capacidad para administrar medicamentos y soluciones a altas presiones que no podrían ser alcanzadas con equipos manuales o dependientes de la gravedad. Existen muchas situaciones clínicas donde las bombas de infusión han demostrado ser mucho más eficientes que los métodos tradicionales, como, por ejemplo, para el manejo de pacientes con dolor o inducción a la anestesia.

Además, como ya se mencionó en el apartado anterior, según los últimos datos publicados por el *Ministerio de Sanidad del Gobierno de España*, entre los 10 errores de medicación con consecuencias más graves notificados en 2021 se encuentran los errores asociados a la falta de utilización de bombas de infusión inteligentes (Instituto para el Uso Seguro de los Medicamentos, 2022). Por todo ello, es imprescindible que el personal de enfermería utilice y maneje adecuadamente este tipo de dispositivos, ya que son beneficiosos a la hora de prevenir errores en la dosificación (Manrique-Rodríguez et al., 2016).

Estos dispositivos presentan una serie de características básicas a destacar (García García, s.f.): a) Tienen una alta precisión, proporcionando continuidad del flujo. b) La capacidad de permitir modificar la velocidad de flujo, con incrementos de 0,1 mL en el rango de 0,1 mL a 999,9 mL/h y con un intervalo de volumen total a infundir entre 0,1 y 9.999,9 mL. c) Regular el límite de presión máxima variable, con un rango comprendido entre 0 y 750 mm Hg. d) Presentan una buena protección contra flujo libre, ya que disponen de sistemas que cierran automáticamente el equipo de infusión antes de ser retirado. e) Disponen de sistemas de detección y alarmas ante cualquier incidente, como pueden ser la oclusión, final de la infusión, mantenimiento de la línea abierta o el nivel bajo de batería; entre otros. f) Tienen la capacidad de detectar extravasaciones. g) Ofrecen la posibilidad de reducir la presión antes de solucionar una oclusión, por lo que algunas reducen automáticamente el volumen extra del fluido en el equipo de infusión después de una oclusión, haciendo retracción del émbolo y volviendo el fluido al interior del sistema. h) Permiten establecer límites máximos de alarma de presión de oclusión, de 500 mm Hg en adulto y 300 mm Hg en neonatos. i) Posibilitan flujos bajos para el mantenimiento de vía. j) Son de fácil manejo, disponen de baterías de larga vida, servicio técnico y sistemas universales que reducen errores de medicación. Sin embargo, existen ciertas barreras en su implantación, como la falta de formación sobre su uso, la creación de listados de fármacos permitidos para cada dispositivo y la alta frecuencia de repetición de alarmas sonoras (Vanderveen et al., 2020).

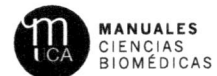
Por otro lado, cabe destacar que, muchos de estos dispositivos, disponen de un software de reducción de errores de medicación (*dose error reduction software*, DERS) conectado a las bombas de infusión, que incluye alertas de niveles mínimos y máximos para la dosis y la concentración. Este apoyo puede evitar la programación incorrecta de las bombas o los errores de pulsación de teclas (por ejemplo, el de programar 22 miligramos en vez de 2). Son numerosos los estudios que muestran los beneficios del uso de las bombas inteligentes a la hora de prevenir errores en la programación de estas. Por ejemplo, en el Hospital Gregorio Marañón de Madrid se realizó un estudio con bombas inteligentes durante 17 meses, en el que se detectaron 92 errores en la programación de las bombas, resultando que el 49% hubieran provocado acontecimientos adversos moderados, serios o catastróficos para los pacientes (Manrique-Rodríguez, et al. 2014).

Existen diferentes tipos de bombas de infusión volumétricas. Las bombas peristálticas se caracterizan por funcionar al ejercer presión mediante dientes o rodillos en una bolsa o tubo flexible. De esta forma, produce movimiento del líquido que se encuentra dentro de la bolsa o tubo. Dentro de este tipo se encuentran las bombas peristálticas lineales y rotativas. Las primeras, disponen de una línea de discos que comprimen el tubo en una forma de ola en movimiento continuo, forzando la entrada de líquido hacia el paciente. Las rotatorias, disponen de un rotor que presiona el líquido dentro del tubo a través de rodillos. El volumen emitido en este caso varía en función del tamaño de la cámara, los rodillos, el tubo y la velocidad de giro. La bomba peristáltica rotativa se suele utilizar para la aplicación intravenosa de algunos medicamentos, pero su uso es más común en la administración de alimentos, como es el caso de la nutrición parenteral. Asimismo, es frecuentemente empleada en quirófano para la infusión de sangre, durante la colocación de un *bypass* o la separación de células del plasma (Toribio-Felipe, 2008).

Por otra parte, las bombas de desplazamiento positivo son de las que más se usan, ya que en esta categoría se encuentran las bombas de casete y las bombas de jeringa. Las primeras cuentan con una cámara integrada al casete y una válvula que permite al líquido llegar a esta cámara durante una pausa en el bombeo. Cuando esta se reinicia, la válvula se cierra y envía el líquido al paciente, en lugar de que este regrese a la bolsa. Las bombas de jeringa disponen de un mecanismo electrónico que mueve el émbolo de una jeringa desechable, provocando una liberación continua y pulsátil del fluido. Es idónea cuando se quieren administrar volúmenes bajos y a flujos bajos, por ello, suele utilizarse en neonatos (Toribio-Felipe, 2008).

Por último, las bombas para el control de analgesia en pacientes (*Patient-Controlled Analgesia*, PCA). A diferencia del resto, este tipo de bombas se caracterizan por liberar medicación para aliviar el dolor del paciente bajo demanda mediante la activación de un interruptor de mano que inicia una infusión limitada, permitiendo al paciente autoadministrarse la dosis del medicamento cuando la requiera. Además, permiten programar la concentración de medicación y la dosis de volumen, con un intervalo mínimo de seguridad y una dosis máxima (Toribio-Felipe, 2008).

1.7. Herramientas para el cálculo de dosis de medicamentos

Aunque es habitual realizar los cálculos de dosis de forma manual, existen herramientas digitales, especialmente a través de aplicaciones móviles, que permiten hallar de forma rápida el resultado del mismo. De hecho, se ha evidenciado que estas herramientas ayudan en el proceso de aprendizaje de la habilidad de cálculo y reducen el riesgo de errores (Fernandes Pereira et al., 2016). No obstante, el uso de calculadoras o herramientas digitales no sustituyen a las habilidades y conocimientos aritméticos del profesional sanitario, ni tampoco realizan la comprensión y revisión del resultado final (McMullan, 2018; Pentin y Smith, 2006; Wright, 2009, 2013). A continuación, se listan páginas web o *webapps* que permiten diferentes cálculos relacionados con la dosis y administración de medicamentos:

- *Access Medicina:* permite calcular la velocidad de infusión por vía intravenosa, la dosis y la concentración del fármaco mediante el conocimiento de los datos de estas variables y del peso del paciente. Existe la opción de seleccionar entre diferentes unidades de medida (Access Medicina, s.f.).
- *Fisterra:* incorpora varias calculadoras para calcular la dosis según miligramos en cada administración (Fisterra, 2020b), la cantidad de un medicamento a diluir en un suero (Fisterra, 2020a), la velocidad de perfusión (con diferentes variantes)

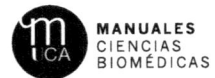
(Fisterra, 2014a, 2014b, 2014c) y la dosis según la superficie corporal (Fisterra, 2013).

- *MDApp:* contiene una calculadora de dosis en cada administración diaria según el peso, la frecuencia de la dosis y la concentración del fármaco. Se pueden seleccionar diferentes unidades de medida (MDApp, 2020).

- *Salud Madrid:* la página web oficial dispone de calculadora de dosis de paracetamol e ibuprofeno según medicamento comercializado para edad pediátrica (peso en kilogramos) (Salud Madrid, s.f.).

Por último, en la Tabla 3 se listan algunas aplicaciones móviles enfocadas en el cálculo de dosis, con mención a algunas de sus funcionalidades:

Tabla 3. Aplicaciones móviles gratuitas relacionadas con el cálculo de dosis.

Nombre	Sistema operativo	Autor / Empresa	Características
Calculadora de dosis	Android	Sergio Garzón Hernández	- Interfaz sencilla y en español. - Cálculos de administración con las variables «dosis a administrar (mg)», «solvente (mL)» y «soluto (mg)». - Cálculo de soluciones con las variables «factor de goteo (20 o 60 got/mL)», «volumen (mL)» y «tiempo (h)».
Calculadora de infusión intravenosa	Android	Jonsap	- Interfaz ordenada y en español. - Su versión gratuita solo permite el cálculo de administración con las variables «dosis (mg)», «dosis total en disolución (mg)» y «volumen (mL)». - El resultado solo se expresa en mL/h.
Google Lens	Android iOS	Google	- Permite capturar, mediante la cámara del dispositivo móvil, la expresión del problema matemático del cálculo de dosis (escrita a mano o en teclado), resolviéndola. - Es necesario que la expresión matemática sea lo más sencilla posible (sin unidades de medida ni puntos en millares).

IV Infusion Calculator	Android	iMedical Apps	- Interfaz consistente en varios menús en inglés. - Cálculo de la velocidad de infusión en mL/h, en got/min y el tiempo de caída entre gotas. - Cálculo del volumen a administrar teniendo la velocidad en got/min, factor de goteo y el tiempo. - Cálculo de la velocidad de infusión (mL/h o mL/min) mediante el peso del paciente la dosis (en mg/kg/h) y la disolución del fármaco (mg/mL).
Infusión Calculadora	Android iOS	iMedical Apps	- Actualización de «IV Infusion Calculator», pero en app independiente. - Presenta los mismos menús. - Se puede cambiar al idioma español.
Pediatric Dose Calculator	Android	Queen IT	- La herramienta de cálculo de dosis se encuentra un poco oculta en la interfaz. Idioma inglés. - Permite calcular la velocidad de infusión solo en got/min.
Super Infusion Calculator	Android	IOBear	- Interfaz más compleja y en inglés. - La velocidad se puede seleccionar en mL/h, got/min y mL/min. El factor de goteo solo se selecciona cuando se escoge la opción de got/min. - Cálculo de la velocidad de infusión según el peso, el volumen a infundir, disolución del medicamento y dosis en µg/kg/h. - Cálculo del tiempo de infusión según el volumen y la velocidad de infusión. - Cálculo de la velocidad de infusión según el volumen y tiempo de administración.
Velocidad de infusión	iOS	Sebastian Kirche	- Interfaz sencilla y en español. - Cálculo de la velocidad de infusión mediante las variables «volumen a infundir en mL (VTBI)» y «tiempo (horas y minutos)». - El resultado se expresa en mL/h, pero al pulsar en él, aparecen las got/min según factor de goteo.

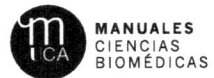
Bibliografía

ACCESS MEDICINA, s.f. Calculadora de tasa de administración IV lenta. Disponible en: https://accessmedicina.mhmedical.com/calculator.aspx?calc=17 [Acceso 20 agosto 2022].

AGENCIA ESPAÑOLA DE MEDICAMENTOS Y PRODUCTOS SANITARIOS, 2006. Requerimientos para la información en braille en el embalaje exterior de los medicamentos de uso humano. Disponible en: https://www.aemps.gob.es/informa/requerimientos-para-la-informacion-en-braille-en-el-embalaje-exterior-de-los-medicamentos-de-uso-humano/. [Acceso 20 julio 2022].

AGENCIA ESPAÑOLA DE MEDICAMENTOS Y PRODUCTOS SANITARIOS, 2013. Aclaraciones sobre los registros de las sustancias y medicamentos estupefacientes y psicótropos a realizar por las oficinas de farmacia y servicios farmacéuticos. Disponible en: https://www.aemps.gob.es/informa/notasinformativas/medicamentosusohumano-3/2013-muh/icm_01-2013_estupefacientes/ [Acceso 14 agosto 2022].

AGENCIA ESPAÑOLA DE MEDICAMENTOS Y PRODUCTOS SANITARIOS, 2015. Información para las notificaciones de sospechas de reacciones adversas a medicamentos por parte de profesionales sanitarios. Disponible en: https://www.aemps.gob.es/medicamentos-de-uso-humano/farmacovigilancia-de-medicamentos-de-uso-humano/notificacion-de-sospechas-de-reacciones-adversas-a-medicamentos-ram-de-uso-humano/notificasospechas-ram-profsanitarios/ [Acceso 19 julio 2022].

AGENCIA ESPAÑOLA DE MEDICAMENTOS Y PRODUCTOS SANITARIOS, 2017. Centro de información online de medicamentos de la AEMPS. Disponible en: https://cima.aemps.es/cima/publico/home.html [Acceso 21 agosto 2022].

AGENCIA ESPAÑOLA DE MEDICAMENTOS Y PRODUCTOS SANITARIOS, 2021. Información y simbología en el etiquetado de los medicamentos. Disponible en: https://www.aemps.gob.es/industria-farmaceutica/etiquetado-y-prospectos/informacion-y-simbologia-en-el-etiquetado-de-los-medicamentos/ [Acceso 4 agosto 2022].

AGENCIA ESPAÑOLA DE MEDICAMENTOS Y PRODUCTOS SANITARIOS, 2022a. Alertas - Medicamentos de uso humano. Disponible en: https://www.aemps.gob.es/acciones-informativas/alertas/medicamentos-uso-humano/?cat=38 [Acceso 19 julio 2022].

AGENCIA ESPAÑOLA DE MEDICAMENTOS Y PRODUCTOS SANITARIOS, 2022b. Información y simbología en el etiquetado de los medicamentos. Disponible en: https://www.aemps.gob.es/industria-farmaceutica/etiquetado-y-prospectos/informacion-y-simbologia-en-el-etiquetado-de-los-medicamentos/ [Acceso 25 julio 2022].

AGENCIA EUROPEA DEL MEDICAMENTO, 2015. Good practice guide on recording, coding, reporting and assessment of medication errors. Disponible en: https://www.ema.europa.eu/en/documents/regulatory-procedural-guideline/good-practice-guide-recording-coding-reporting-assessment-medication-errors_en.pdf [Acceso 4 agosto 2022].

ALDAZ-PASTOR, A., 2005. ¿Para qué sirven las determinaciones farmacocinéticas en la práctica clínica? *Gastroenterología y Hepatología Continuada*, 4(6), 293-296. Disponible en: https://doi.org/10.1016/S1578-1550(05)75188-3 [Acceso 16 agosto 2022].

ANNAMMA, K. y AHMAD, A., 2019. Clinical competency gaps among novice pediatric nurses. *Nursing & Primary Care,* 3(5), 1-7. Disponible en: https://scivisionpub.com/pdfs/clinical-competency-gaps-among-novice-pediatric-nurses-885.pdf [Acceso 4 agosto 2022].

ATHANASAKIS, E., 2019. A meta-synthesis of how registered nurses make sense of their lived experiences of medication errors. *Journal of Clinical Nursing*, 28(17-18), 3077-3095. Disponible en: https://doi.org/10.1111/jocn.14917 [Acceso 20 agosto 2022].

AXE, S., 2011. Numeracy and nurse prescribing: do the standards achieve their aim?. *Nurse Education in Practice*, 11(5), 285-287. Disponible en: https://doi.org/10.1016/j.nepr.2010.11.008 [Acceso 20 agosto 2022].

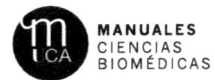

AYESTARÁN MARTÍNEZ, I. J., 2015. *Pictograma "Medicamentos y conducción": comprensión, aceptación y legibilidad. Fármacos oftalmológicos: categorización DRUID.* Valladolid: Universidad de Valladolid. Disponible en: http://uvadoc.uva.es/handle/10324/16735 [Acceso 14 agosto 2022].

AYUSO MURILLO, D., 2018. Reconocimiento de la prescripción enfermera en España, una batalla a punto de culminar. *Enfermería Intensiva*, 29(1), 1-3. Disponible en: https://doi.org/10.1016/j.enfi.2018.01.001 [Acceso 20 agosto 2022].

BELLIDO VALLEJO, J. C., RÍOS ÁNGELES, A. y FERNÁNDEZ SALAZAR, S., 2010. Modelo de cuidados de Virginia Henderson. En BELLIDO VALLEJO, J. C. y LENDÍNEZ COBO, J. F. (Coords.). *Proceso Enfermero desde el modelo de cuidados de Virginia Henderson y los Lenguajes NNN*. Jaén: Ilustre Colegio Oficial de Enfermería de Jaén, 17-33.

BLIGNAUT, A. J., COETZEE, S. K., KLOPPER, H. C. y ELLIS, S. M., 2017. Medication administration errors and related deviations from safe practice: an observational study. *Journal of Clinical Nursing*, 26(21-22), 3610-3623. Disponible en: https://doi.org/10.1111/jocn.13732 [Acceso 20 agosto 2022].

BRADY, A. M., MALONE, A. M. y FLEMING, S., 2009. A literature review of the individual and systems factors that contribute to medication errors in nursing practice. *Journal of Nursing Management*, 17(6), 679-697. Disponible en: https://doi.org/10.1111/j.1365-2834.2009.00995.x [Acceso 20 agosto 2022].

BRINDLEY, J., 2018. Undertaking drug calculations for intravenous medicines and infusions. *Nursing Standard*, 32(20), 55-63. Disponible en: https://journals.rcni.com/nursing-standard/undertaking-drug-calculations-for-intravenous-medicines-and-infusions-ns.2018.e11029 [Acceso 20 agosto 2022].

BUTCHER, M., BULECHEK, G., DOCHTERMAN, J. M. y WAGNER, C. M., 2019. *Clasificación de Intervenciones de Enfermería (NIC)*. 7ª ed. Barcelona: Elsevier.

CADY, R. F., 2009. Criminal prosecution for nursing errors. *Journal of Nursing Administration*, 11(1), 10-18. Disponible en: https://doi.org/10.1097/NHL.0b013e31819acb0d [Acceso 19 julio 2022].

CASTELLS MOLINA, S. y HERNÁNDEZ PÉREZ, M., 2007. *Farmacología en enfermería*. 2ª ed. Barcelona: Elsevier.

CHU, R., 2017. Pasos sencillos para reducir los errores de medicación. *Nursing*, 34(2), 59-61. Disponible en: https://doi.org/10.1016/J.NURSI.2017.04.016 [Acceso 16 junio 2022].

CONSEJO GENERAL DE ENFERMERÍA, 1998. *Código Deontológico de la Enfermería Española*. Madrid: Consejo General de Enfermería. Disponible en: https://www.consejogeneralenfermeria.org/pdfs/deontologia/codigo_deontologico. pdf [Acceso 20 julio 2022].

CONSEJO INTERNACIONAL DE ENFERMERAS, 2021. *Código de ética del CIE para las enfermeras*. Suiza: Consejo Internacional de Enfermeras. Disponible en: https://www.consejogeneralenfermeria.org/images/pdfs/ICN_Code-of-Ethics_SP_WEB.pdf [Acceso 20 julio 2022].

DEL GALLEGO LASTRA, R., DIZ GÓMEZ, J. y LÓPEZ ROMERO, M. A., 2015. *Metodología enfermera: lenguajes estandarizados*. Madrid: Facultad de Enfermería, Fisioterapia y Podología. Universidad Complutense de Madrid. Disponible en: https://eprints.ucm.es/id/eprint/35200/ [Acceso 21 marzo 2023].

DIARIO ENFERMERO, 2016. Guía de actuación ante el Real Decreto de prescripción enfermera. Disponible en: https://diarioenfermero.es/guia-de-actuacion-ante-el-real-decreto-de-prescripcion-enfermera/ [Acceso 18 agosto 2022].

DUTRA, S., KUMAR, K. y CLOCHESY, J., 2022. Instruction strategies for drug calculation skills: A systematic review of the literature. *Nurse Education Todoy*, 111, 105299. Disponible en: https://doi.org/10.1016/j.nedt.2022.105299 [Acceso 20 agosto 2022].

ELLIOTT, M. y LIU, Y., 2010. The nine rights of medication administration: an overview. *British Journal of Nursing*, 19(5), 300-305. Disponible en: https://doi.org/10.12968/bjon.2010.19.5.47064 [Acceso 20 agosto 2022].

ELSEVIER, 2023. NNNConsult. Disponible en: https://www.nnnconsult.com/ [Acceso 20 marzo 2023].

FERNANDES PEREIRA, F. G., AFIO CAETANO, J., MARQUES FROTA, N. y GOMES DA SILVA, M., 2016. Use of digital applications in the medicament calculation education for nursing. *Investigación y Educación en Enfermería*, 34(2), 297-304. Disponible en: https://doi.org/10.17533/udea.iee.v34n2a09 [Acceso 20 agosto 2022].

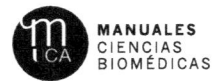
FISTERRA, 2013. Calculadora de dosis de medicamento según superficie corporal. Disponible en: https://www.fisterra.com/ayuda-en-consulta/calculos/dosis-medicamento-segun-superficie-corporal/ [Acceso 20 agosto 2022].

FISTERRA, 2014a. Calculadora de velocidad de perfusión. Disponible en: https://www.fisterra.com/ayuda-en-consulta/calculos/velocidad-perfusion/ [Acceso 20 agosto 2022].

FISTERRA, 2014b. Calculadora de velocidad de perfusión IV para un volumen y tiempo deseado. Disponible en: https://www.fisterra.com/ayuda-en-consulta/calculos/velocidad-perfusion-iv-para-volumen-tiempo-deseado/ [Acceso 20 agosto 2022].

FISTERRA, 2014c. Calculadora de velocidad de perfusión IV para una dosis deseada. Disponible en: https://www.fisterra.com/ayuda-en-consulta/calculos/velocidad-perfusion-iv-para-dosis-deseada/ [Acceso 20 agosto 2022].

FISTERRA, 2020a. Calculadora de cantidad de un medicamento (mg) a diluir en suero. Disponible en: https://www.fisterra.com/ayuda-en-consulta/calculos/cantidad-medicamento-mg-diluir-suero/ [Acceso 20 agosto 2022].

FISTERRA, 2020b. Cálculo de dosis de medicamento: mg/dosis. Disponible en: https://www.fisterra.com/ayuda-en-consulta/calculos/calculos-dosis-medicamento-mg-dosis/ [Acceso 20 agosto 2022].

GARCÍA CABANILLAS, M. J. y CASTRO YUSTE, C., eds., 2003. *Guía de Prácticas Clínicas: área médica.* Cádiz: Servicio de Publicaciones de la Universidad de Cádiz. Disponible en: http://hdl.handle.net/10498/26871 [Acceso 2 septiembre 2022].

GARCÍA GARCÍA, s.f. Bombas de perfusión. Disponible en: https://www.salusplay.com/apuntes/apuntes-de-productos-sanitarios/tema-9-bombas-de-perfusion [Acceso 20 agosto 2022].

GARCÍA GARCÍA, E., s.f. Dosificación farmacológica: cálculo de dosis. Disponible en: https://www.salusplay.com/almacen/ebook.pdf [Acceso 25 julio 2022].

GARRIDO-CORRO, B., FERNÁNDEZ-LLAMAZARES, C. M., RODRÍGUEZ-MARRODÁN, B., POZAS, M., SOLANO-NAVARRO, C. y OTERO, M.J., 2021. Estudio multicéntrico de la incidencia y evitabilidad de los incidentes por medicamentos en pacientes que acuden a los servicios de urgencias pediátricas. *Farmacia Hospitalaria*, 45(3), 115-120. Disponible en: http://dx.doi.org/10.7399/fh.11583 [Acceso 21 julio 2022].

GLUYAS, H. y MORRISON, P., 2014. Human factors and medication errors: a case study. *Nursing Standard*, 29(15), 37-42. Disponible en: https://doi.org/10.7748/ns.29.15.37.e9520 [Acceso 20 agosto 2022].

GOBIERNO DE ESPAÑA, 1882. Real Decreto de 14 de septiembre de 1882 por el que se aprueba la Ley de Enjuiciamiento Criminal (consolidado). *Gaceta de Madrid*, 17 de septiembre de 1882, 260. Disponible en: https://www.boe.es/eli/es/rd/1882/09/14/(1)/con [Acceso 16 junio 2022].

GOBIERNO DE ESPAÑA, 1967. Ley 17/1967, de 8 de abril, por la que se actualizan las normas vigentes sobre estupefacientes y adaptándolas a lo establecido en el convenio de 1961 de las Naciones Unidas (consolidado). *Boletín Oficial del Estado*, 11 de abril de 1967, 86. Disponible en: https://www.boe.es/eli/es/l/1967/04/08/17/con [Acceso 14 agosto 2022].

GOBIERNO DE ESPAÑA, 1976. Instrumento de adhesión de España al Convenio sobre sustancias sicotrópicas. Hecho en Viena el 21 de febrero de 1971. *Boletín Oficial del Estado*, 10 de septiembre de 1977, 218. Disponible en: https://www.boe.es/buscar/doc.php?id=BOE-A-1976-17281 [Acceso 14 agosto 2022].

GOBIERNO DE ESPAÑA, 1977. Real Decreto 2829/1977, de 6 de octubre por el que se regulan las sustancias y preparados medicinales psicotrópicos, así como la fiscalización e inspección de su fabricación, distribución, prescripción y dispensación (consolidado). *Boletín Oficial del Estado*, 16 de noviembre de 1977, 274. Disponible en: https://www.boe.es/eli/es/rd/1977/10/06/2829/con [Acceso 14 agosto 2022].

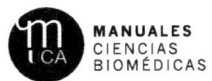
GOBIERNO DE ESPAÑA, 1995. Ley Orgánica 10/1995, de 23 de noviembre, del Código Penal (consolidado). *Boletín Oficial del Estado*, 24 de noviembre de 1995, 281. Disponible en: https://www.boe.es/eli/es/lo/1995/11/23/10/con [Acceso 16 junio 2022].

GOBIERNO DE ESPAÑA, 2001. Real Decreto 1231/2001, de 8 de noviembre, por el que se aprueban los Estatutos generales de la Organización Colegial de Enfermería de España, del Consejo General y de Ordenación de la actividad profesional de enfermería (consolidado). *Boletín Oficial del Estado*, 9 de noviembre de 2001, 269. Disponible en: https://www.boe.es/eli/es/rd/2001/11/08/1231/con [Acceso 16 junio 2022].

GOBIERNO DE ESPAÑA, 2003. Ley 44/2003, de 21 de noviembre, de ordenación de las profesiones sanitarias (consolidado). *Boletín Oficial del Estado*, 22 de noviembre de 2003, 280. Disponible en: https://www.boe.es/eli/es/l/2003/11/21/44/con [Acceso 16 junio 2022].

GOBIERNO DE ESPAÑA, 2006. Ley 29/2006, de 26 de julio, de garantías y uso racional de los medicamentos y productos sanitarios. *Boletín Oficial del Estado*, 27 de julio de 2006, 178. Disponible en: https://www.boe.es/eli/es/l/2006/07/26/29 [Acceso 18 agosto 2022].

GOBIERNO DE ESPAÑA, 2009. Ley 28/2009, de 30 de diciembre, de modificación de la Ley 29/2006, de 26 de julio, de garantías y uso racional de los medicamentos y productos sanitarios. *Boletín Oficial del Estado*, 31 de diciembre de 2009, 315. Disponible en: https://www.boe.es/eli/es/l/2009/12/30/28 [Acceso 18 agosto 2022].

GOBIERNO DE ESPAÑA, 2011. Real Decreto 1718/2010, de 17 de diciembre, sobre receta médica y órdenes de dispensación. *Boletín Oficial del Estado*, 20 de enero de 2011, 17. Disponible en: https://www.boe.es/eli/es/rd/2010/12/17/1718 [Acceso 15 agosto 2022].

GOBIERNO DE ESPAÑA, 2012. Real Decreto-ley 16/2012, de 20 de abril, de medidas urgentes para garantizar la sostenibilidad del Sistema Nacional de Salud y mejorar la calidad y seguridad de sus prestaciones (consolidado). *Boletín Oficial del Estado*, 24 de abril de 2012, 98. Disponible en: https://www.boe.es/eli/es/rdl/2012/04/20/16/con [Acceso 19 agosto 2022].

GOBIERNO DE ESPAÑA, 2013a. Real Decreto 686/2013, de 16 de septiembre, por el que se modifica el Real Decreto 1345/2007, de 11 de octubre, por el que se regula el procedimiento de autorización, registro y condiciones de dispensación de los medicamentos de uso humano fabricados industrialmente. *Boletín Oficial del Estado*, 17 de septiembre de 2013, 223. Disponible en: https://www.boe.es/eli/es/rd/2013/09/16/686 [Acceso 14 agosto 2022].

GOBIERNO DE ESPAÑA, 2013b. Orden PRE/2436/2013, de 26 de diciembre, por la que se modifican los anexos I, II, III y IV del Real Decreto 1675/2012, de 14 de diciembre, por el que se regulan las recetas oficiales y los requisitos especiales de prescripción y dispensación de estupefacientes para uso humano y veterinario. *Boletín Oficial del Estado*, 28 de diciembre de 2013, 311. Disponible en: https://www.boe.es/eli/es/o/2013/12/26/pre2436 [Acceso 15 agosto 2022].

GOBIERNO DE ESPAÑA, 2015a. Real Decreto 954/2015, de 23 de octubre, por el que se regula la indicación, uso y autorización de dispensación de medicamentos y productos sanitarios de uso humano por parte de los enfermeros. *Boletín Oficial del Estado*, 23 de diciembre de 2015, 306. Disponible en: https://www.boe.es/eli/es/rd/2015/10/23/954 [Acceso 18 agosto 2022].

GOBIERNO DE ESPAÑA, 2015b. Real Decreto Legislativo 1/2015, de 24 de julio, por el que se aprueba el texto refundido de la Ley de garantías y uso racional de los medicamentos y productos sanitarios, *Boletín Oficial del Estado*, 25 de julio de 2015, 177. Disponible en: https://www.boe.es/buscar/act.php?id=BOE-A-2015-8343 [Acceso 25 julio 2022].

GOBIERNO DE ESPAÑA, 2018. Real Decreto 1302/2018, de 22 de octubre, por el que se modifica el Real Decreto 954/2015, de 23 de octubre, por el que se regula la indicación, uso y autorización de dispensación de medicamentos y productos sanitarios de uso humano por parte de los enfermeros. *Boletín Oficial del Estado*, 23 de octubre de 2018, 256. Disponible en: https://www.boe.es/eli/es/rd/2018/10/22/1302 [Acceso 18 agosto 2022].

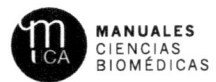
GOBIERNO DE ESPAÑA, 2020. Resolución de 20 de octubre de 2020, de la Dirección General de Salud Pública, por la que se valida la "Guía para la indicación, uso y autorización de dispensación de medicamentos sujetos a prescripción médica por parte de las/los enfermeras/os de: Heridas". *Boletín Oficial del Estado*, 29 de octubre de 2020, 286. Disponible en: https://www.boe.es/diario_boe/txt.php?id=BOE-A-2020-13190 [Acceso 18 agosto 2022].

GOBIERNO DE ESPAÑA, 2022a. Resolución de 30 de junio de 2022, de la Dirección General de Salud Pública, por la que se validan las Guías para la indicación, uso y autorización de dispensación de medicamentos sujetos a prescripción médica por parte de las/los enfermeras/os de: Hipertensión, y la de: Diabetes mellitus tipo 1 y tipo 2. *Boletín Oficial del Estado*, 5 de julio de 2022, 160. Disponible en: https://www.boe.es/diario_boe/txt.php?id=BOE-A-2022-11127 [Acceso 18 agosto 2022].

GOBIERNO DE ESPAÑA, 2022b. Resolución de 8 de julio de 2022, de la Dirección General de Salud Pública, por la que se valida la Guía para la indicación, uso y autorización de dispensación de medicamentos sujetos a prescripción médica por parte de las/os enfermeras/os: Quemaduras. *Boletín Oficial del Estado*, 18 de julio de 2022, 171. Disponible en: https://www.boe.es/diario_boe/txt.php?id=BOE-A-2022-11945 [Acceso 18 agosto 2022].

GONZÁLEZ RODRÍGUEZ, R., BUXÓ AYALA, M. y GARCÍA CONSTANTINO, P., 2018. *Bases teóricas y metodológicas de los cuidados de enfermería: respuestas razonadas a 350 preguntas test*. Cádiz: Editorial UCA.

GONZÁLEZ SÁNCHEZ, J., 2015. Prescripción enfermera: a un paso de la legalidad. *Gaceta Sanitaria*, 29(6), 472-477. Disponible en: https://dx.doi.org/10.1016/j.gaceta.2015.06.007 [Acceso 20 agosto 2022].

GRIFFITH, R., GRIFFITHS, H. y JORDAN, S., 2003. Administration of medicines. Part 1: The law and nursing. *Nursing Standard*, 18(2), 47-56. Disponible en: https://doi.org/10.7748/ns2003.09.18.2.47.c3465 [Acceso 19 julio 2022].

HAMMOUDI, B. M., ISMAILE, S., y ABU YAHYA, O., 2018. Factors associated with medication administration errors and why nurses fail to report them. *Scandinavian Journal of Caring Sciences*, 32(3), 1038-1046. Disponible en: https://doi.org/10.1111/scs.12546 [Acceso 20 agosto 2022].

HORNTVEDT, M. E., ROMØREN, M. y SOLVOLL, B. A., 2014. Ethical problems related to intravenous fluids in nursing homes. *Nursing Ethics*, 21(8), 890-901. Disponible en: https://doi.org/10.1177/0969733014521093 [Acceso 20 julio 2022].

HURST, H. M. y MARKS-MARAN, D., 2011. Using a virtual patient activity to teach nurse prescribing. *Nurse Education in Practice*, 11(3), 192-198. Disponible en: https://doi.org/10.1016/j.nepr.2010.08.008 [Acceso 20 agosto 2022].

INSTITUTE FOR SAFE MEDICATION PRACTICES, 1998. Lesson from Denver: Look Beyond Blaming Individuals for Errors. Disponible en: https://www.ismp.org/resources/lesson-denver-look-beyond-blaming-individuals-errors [Acceso 14 agosto 2022].

INSTITUTO PARA EL USO SEGURO DE LOS MEDICAMENTOS, 2022. Errores de medicación de mayor riesgo para los pacientes notificados en 2021. *Boletín de Recomendaciones para la Prevención de Errores de Medicación*, (51), 1-6. Disponible en: https://www.ismp-espana.org/ficheros/Boletin%2051%20%28Junio%202022%29.pdf [Acceso 17 julio 2022].

JOHNSON, J., KAREEM, A., WHITE, D., et al., 2020. Nursing students' perspectives on learning math for medication calculations in a Canadian nursing program in Qatar. *Nurse Education in Practice*, 49. Disponible en: https://doi.org/10.1016/j.nepr.2020.102885 [Acceso 10 agosto 2022].

JUZGADO DE LO PENAL DE MADRID, 2012. Sentencia del Juzgado de lo Penal de Madrid 192/2012 (Sección 30ª), de 26 de junio de 2012. Disponible en: https://www.poderjudicial.es/search/AN/openDocument/ed1838fdb4c9922a/2012 0720 [Acceso 17 junio 2022].

KELMAN, B., 2022. Nurse convicted of neglect and negligent homicide for fatal drug error. *Kaiser Health News*, 25 marzo 2022. Disponible en: https://khn.org/news/article/radonda-vaught-nurse-drug-error-vanderbilt-guilty-verdict/ [Acceso 19 julio 2022].

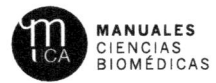

KUITUNEN, S., NIITTYNEN, I., AIRAKSINEN, M. y HOLMSTRÖM, A. R., 2021. Systemic Causes of In-Hospital Intravenous Medication Errors: A Systematic Review. *Journal of Patient Safety*, 17(8), e1660-e1668. Disponible en: https://doi.org/10.1097/PTS.0000000000000632 [Acceso 20 agosto 2022].

LAN, Y. H., WANG, K. W., YU, S., CHEN, I. J., WU, H. F. y TANG, F. I., 2014. Medication errors in pediatric nursing: assessment of nurses' knowledge and analysis of the consequences of errors. *Nurse Education Today*, 34(5), 821-828. Disponible en: https://doi.org/10.1016/j.nedt.2013.07.019 [Acceso 20 agosto 2022].

LILLEY, L., RAINFORTH COLLINS, S. y SNYDER, J., 2020. *Farmacología y Proceso enfermero*. 9ª ed. España: Elsevier.

MACDONALD, K., WEEKS, K. W. y MOSELEY, L., 2013. Safety in numbers 6: Tracking pre-registration nursing students' cognitive and functional competence development in medication dosage calculation problem-solving: the role of authentic learning and diagnostic assessment environments. *Nurse Education in Practice*, 13(2), e66–e77. Disponible en: https://doi.org/10.1016/j.nepr.2012.10.015 [Acceso 26 agosto 2022].

MACKIE, J. E., y BRUCE, C. D., 2016. Increasing nursing students' understanding and accuracy with medical dose calculations: A collaborative approach. *Nurse education today*, 40, 146-153. Disponible en: https://doi.org/10.1016/j.nedt.2016.02.018 [Acceso 26 agosto 2022].

MANRIQUE-RODRÍGUEZ, S., SÁNCHEZ-GALINDO, A. C., FERNÁNDEZ-LLAMAZARES, C. M., CALVO-CALVO, M. M., CARRILLO-ÁLVAREZ, Á. y SANJURJO-SÁEZ, M., 2016. Administración segura de medicamentos intravenosos en pediatría: 5 años de experiencia de una Unidad de Cuidados Intensivos Pediátricos con bombas de infusión inteligentes. *Medicina Intensiva*. 40(7), 411-421. Disponible en: 10.1016/j.medin.2016.01.011 [Acceso 15 noviembre 2022].

MANRIQUE-RODRÍGUEZ, S., SÁNCHEZ-GALINDO, A. C., LÓPEZ-HERCE, J., et al., 2014. Implementing smart pump technology in a pediatric intensive care unit: a cost-effective approach. *International Journal of Medical Informatics*, 83(2), 99-105. Disponible en: https://doi.org/10.1016/j.ijmedinf.2013.10.011 [Acceso 15 noviembre 2022].

MÁRQUEZ-HERNÁNDEZ, V. V., FUENTES-COLMENERO, A. L., CAÑADAS-NÚÑEZ, F., DI MUZIO, M., GIANNETTA, N. y GUTIÉRREZ-PUERTAS, L., 2019. Factors related to medication errors in the preparation and administration of intravenous medication in the hospital environment. *PloS One*, 14(7), e0220001. Disponible en: https://doi.org/10.1371/journal.pone.0220001 [Acceso 20 agosto 2022].

MARTÍN DELGADO, M. C., TRENADO ÁLVAREZ, J., SANZ LÓPEZ, E., et al., 2022. Prevención de errores de medicación en las Unidades de Cuidados Intensivos de adultos, pediátricas y neonatales en España. Disponible en: https://seneo.es/images/site/publicaciones/20220503_INFORME-PREVEMED.pdf [Acceso 20 agosto 2022].

MARTÍNEZ NIETO, J. M., DELGADO ROMERO, A., FUENTES CEBADA, L., et al., 2014. *Colección de documentos para la valoración, planificación y registro clínico en enfermería*. Cádiz: Universidad de Cádiz. Disponible en: http://hdl.handle.net/10498/16629 [Acceso 20 marzo 2023].

MASON, D. J., 2007. Good nurse-bad nurse: is it an error or a crime? *The American Journal of Nursing*, 107(3), 11. Disponible en: https://doi.org/10.1097/00000446-200703000-00001 [Acceso 20 julio 2022].

MCMULLAN, M., 2018. Evaluation of a medication calculation mobile app using a cognitive load instructional design. *International Journal of Medical Informatics*, 118, 72-77. Disponible en: https://doi.org/10.1016/j.ijmedinf.2018.07.005 [Acceso 20 agosto 2022].

MDAPP, 2020. Dosage calculator. Disponible en: https://www.mdapp.co/dosage-calculator-estimate-daily-dose-597/ [Acceso 20 agosto 2022].

MENNONITE COLLEGE OF NURSING, s.f. MCN's Complete Guide to Nursing Abbreviations and Acronyms. Disponible en: https://nursing.illinoisstate.edu/studentlife/resources/nursing-acronyms/ [Acceso 21 julio 2022].

MINISTERIO DE SANIDAD, SERVICIOS SOCIALES E IGUALDAD, 2017. Errores de Medicación con daño en el paciente: bases para el trabajo colaborativo desde el ámbito de la Farmacovigilancia y el de la Seguridad del Paciente. Disponible en: https://seguridaddelpaciente.es/resources/documentos/2021/02/170109-FINAL-Texto-compartir-FV-Seg-Paciente.pdf [Acceso 22 julio 2022].

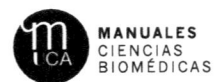
MONDACA-GÓMEZ, K. y FEBRÉ VERGARA, N., 2020. Uso de abreviaturas inseguras en la prescripción médica y errores de medicación: una revisión narrativa. *Revista médica de Chile*, 148(6), 842-848. Disponible en: https://dx.doi.org/10.4067/S0034-98872020000600842 [Acceso 20 julio 2022].

MULAC, A., HAGESAETHER, E. y GRANAS, A. G., 2022. Medication dose calculation errors and other numeracy mishaps in hospitals: Analysis of the nature and enablers of incident reports. *Journal of Advanced Nursing*, 78, 224-238. Disponible en: https://doi.org/10.1111/jan.15072 [Acceso 19 julio 2022].

MURPHY, M. y WHILE, A., 2012. Medication administration practices among children's nurses: a survey. *British Journal of Nursing*, 21(15), 928-933. Disponible en: https://doi.org/10.12968/bjon.2012.21.15.928 [Acceso 20 agosto 2022].

MURRAY, A. y LYUDMILA, G. 2013. Advancing the responsible use of medicines: Applying levers for change. IMS Institute for Healthcare Informatics. Disponible en: http://dx.doi.org/10.2139/ssrn.2222541 [Acceso 22 julio 2022].

NACIONES UNIDAS, s.f. *Convención Única de 1961 sobre Estupefacientes: enmendada por el Protocolo de 1972 de Modificación de la Convención Única de 1961 sobre Estupefacientes*. Disponible en: https://www.incb.org/documents/Narcotic-Drugs/1961-Convention/convention_1961_es.pdf [Acceso 15 agosto 2022].

NATIONAL COORDINATING COUNCIL FOR MEDICATION ERROR REPORTING AND PREVENTION, s.f. About Medication Errors. Disponible en: https://www.nccmerp.org/about-medication-errors [Acceso 17 julio 2022].

NORDENG, H., HAVNEN, G. C. y SPIGSET, O., 2012. Drug use and breastfeeding. *Tidsskrift for den Norske Laegeforening*, 132(9), 1089-1093. Disponible en: https://doi.org/10.4045/tidsskr.11.1104 [Acceso 14 agosto 2022].

OFUSU, R. y JARRETT, P., 2015. Reducing nurse medicine administration errors. *Nursing Times*, 111(20), 12-14. Disponible en: https://www.nursingtimes.net/clinical-archive/medicine-management/reducing-nurse-medicine-administration-errors-11-05-2015/ [Acceso 22 julio 2022].

ORGANIZACIÓN MUNDIAL DE LA SALUD, 2017. La OMS lanza una iniciativa mundial para reducir a la mitad los errores relacionados con la medicación en cinco años. Disponible en: https://www.who.int/es/news/item/29-03-2017-who-launches-global-effort-to-halve-medication-related-errors-in-5-years [19 agosto 2022].

ORGANIZACIÓN MUNDIAL DE LA SALUD, 2022. World Patient Safety Day 2022. Disponible en: https://www.who.int/news-room/events/detail/2022/09/17/default-calendar/world-patient-safety-day-2022 [19 agosto 2022].

ORTEGA, M. J. y DOMÍNGUEZ-GIL, A., 2000. Acontecimientos adversos por medicamentos: una patología emergente. *Farmacia Hospitalaria*, 24(4), 258-266. Disponible en: https://www.elsevier.es/es-revista-farmacia-hospitalaria-121-articulo-acontecimientos-adversos-por-medicamentos-una-10017812 [Acceso 21 julio 2022].

ORTEGA-MARLASCA, M. M., 2017. Nurses prescribing in Spain: The reality. *Nursing & Health Sciences*, 20, 271-272. Disponible en: https://doi.org/10.1111/nhs.12421 [Acceso 20 agosto 2022].

OTERO LÓPEZ, M. J., 2003. Errores de medicación y gestión de riesgos. *Revista Española de Salud Pública*, 77(5), 527-540. Disponible en: http://scielo.isciii.es/scielo.php?script=sci_arttext&pid=S1135-57272003000500003&lng=es&tlng=es [Acceso 17 julio 2022].

PARRY, A. M., BARRIBALL, K. L. y WHILE, A. E., 2015. Factors contributing to registered nurse medication administration error: a narrative review. *International Journal of Nursing Studies*, 52(1), 403-420. Disponible en: https://doi.org/10.1016/j.ijnurstu.2014.07.003 [Acceso 20 agosto 2022].

PENTIN, J. y SMITH, J., 2006. Drug calculations: are they safer with or without a calculator? *British Journal of Nursing*, 15(14), 778-781. Disponible en: https://doi.org/10.12968/bjon.2006.15.14.21582 [Acceso 20 agosto 2022].

PÉREZ RAYA, F., 2022. La prescripción enfermera no puede sufrir más retrasos. Disponible en: https://www.redaccionmedica.com/opinion/florentino-perez-raya-7720/la-prescripcion-enfermera-no-puede-sufrir-mas-retrasos-2683 [Acceso 20 agosto 2022].

PRYDDERCH, S., 2019. Preparing pre-registration nurses to be 'prescriber ready': Aspirational or an achievable reality? *Nurse Education Today*, 78. Disponible en: https://doi.org/10.1016/j.nedt.2019.03.009 [Acceso 20 agosto 2022].

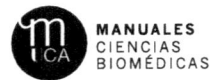

RAMJAN, L. M., 2011. Contextualism adds realism: nursing student's perceptions of and performance in numeracy skills test. *Nurse Education Today, 31*, e16-21. Disponible en: https://doi.org/10.1016/j.nedt.2010.11.006 [Acceso 20 agosto 2022].

RAMJAN, L.M., STEWART, L., SALAMONSON, Y., MORRIS, M. M., ARMSTRONG, L., SANCHEZ, P., y FLANNERY, L., 2014. Identiying strategies to assist final semester nursing students to develop numeracy skill: a mixed methods study. *Nurse Education Today, 34*(3), 405-412. Disponible en: https://doi.org/10.1016/j.nedt.2013.03.017 [Acceso 20 agosto 2022].

REAL ACADEMIA ESPAÑOLA. (2023). Disponible en: https://dle.rae.es/farmacolog%C3%ADa [Acceso 4 agosto 2022].

REAL ACADEMIA NACIONAL DE MEDICINA, 2021. Diccionario de términos médicos. Disponible en: http://dtme.ranm.es/buscador.aspx [Acceso 25 Julio 2022].

REASON, J., 2000. Human error: models and management. *BMJ*, 320(7237), 768-770. Disponible en: https://doi.org/10.1136/bmj.320.7237.768 [Acceso 19 julio 2022].

RITTER, J., FLOWER, R., HENDERSON, G., LOKE, Y. K., MACEWAN, D. y RANG, H., 2020. *Rang y Dale. Farmacología.* 9ª ed. Barcelona: Elsevier.

ROMERO COLLADO, A., HOMS-ROMERO, E., ZABALETA-DEL-OLMO, E. y JUVINYA-CANAL, D., 2014. Nurse prescribing in primary care in Spain: legal framework, historical characteristics and relationship to perceived professional identity. *Journal of Nursing Management*, 22, 394-404. Disponible en: https://doi.org/10.1111/jonm.12139 [Acceso 20 agosto 2022].

ROMERO COLLADO, A., RAURELL-TORREDA, M., ZABALETA-DEL-OLMO, E., RASCON-HERNAN, C. y HOMS-ROMERO, E., 2017. Nurse prescribing in Spain: The law and the curriculum. *Nursing & Health Sciences*, 19, 373-380. Disponible en: https://doi.org/10.1111/nhs.12355 [Acceso 20 agosto 2022].

ROMERO VIAMONTE, K., 2018. El conocimiento de la Farmacología en el profesional de enfermería. *Enfermería Investiga*, 3, 95-104. Disponible en: http://dx.doi.org/10.29033/ei.v3n2.2018.07 [Acceso 28 julio 2022].

ROTHMAN, R. L., MONTORI, V. M., CHERRINGTON, A., y PIGNONE, M.P., 2008. Perspective: the role of numeracy in health care. *Journal of health communication,* *13*(6), 583-595. Disponible en: https://www.ncbi.nlm.nih.gov/pmc/articles/PMC2767457/ [Acceso 28 julio 2022].

RUBIO GONZÁLEZ, B., GÁLVEZ PUERMA, L. C., RAMÍREZ GONZÁLEZ, Á. S. y AMEZCUA, M., 2018. 12 gestos para un cuidado humanizado en el entorno hospitalario. *Ética de los Cuidados*, 11. Disponible en: http://ciberindex.com/c/et/e12066 [Acceso 20 julio 2022].

SABIN, M., 2013. Write and wrong: authenticity and medication dosage calculation. *Nurse Education in Practice*, 13(2), e2-e3. Disponible en: https://doi.org/10.1016/j.nepr.2012.05.015 [Acceso 20 agosto 2022].

SABIN, M., WEEKS, K. W., ROWE, D. A., et al., 2013. Safety in numbers 5: Evaluation of computer-based authentic assessment and high fidelity simulated OSCE environments as a framework for articulating a point of registration medication dosage calculation benchmark. *Nurse Education in Practice*, 13(2), e55-e65. Disponible en: https://doi.org/10.1016/j.nepr.2012.10.009 [Acceso 26 agosto 2022].

SALUD MADRID, 2014. *Estandarización de abreviaturas, símbolos y expresiones utilizados en la prescripción y la administración de medicamentos de la Comunidad de Madrid*. Madrid: Consejería de Sanidad, Servicio Madrileño de Salud. Disponible en: https://www.comunidad.madrid/publicacion/1354366536417 [Acceso 20 julio 2022].

SALUD MADRID, s.f. Calcule la dosis de jarabe de paracetamol o ibuprofeno en niños. Disponible en: https://medicamentos.sanidadmadrid.org/MedicamentosPediatria/CalcularDosis.aspx [Acceso 20 agosto 2022].

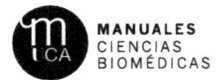
SANDUENDE-OTERO, Y., VILLALÓN-COCA, J., ROMERO-GARCÍA, E., DÍAZ-CAMBRONERO, Ó., BARACH, P. y ARNAL-VELASCO, D., 2020. Patterns in medication incidents: A 10-yr experience of a cross-national anaesthesia incident reporting system. *British Journal Anaesthesia*. 124(2), 197-205. Disponible en: https://doi.org/10.1016/j.bja.2019.10.013 [Acceso 17 julio 2022].

SANTI, T., BECK, C. L. C., DA SILVA, R. M., ZEITOUNE, R. G., TONEL, J. Z. y DO REIS, D. A. M., 2014. Error de medicación en un hospital universitario: percepción y factores relacionados. *Enfermería Global*, 13(35), 160-171. Disponible en: http://scielo.isciii.es/scielo.php?script=sci_arttext&pid=S1695-61412014000300010&lng=es&tlng=es [Acceso 16 junio 2022].

SCHELBRED, A. B. y NORD, R., 2007. Nurses' experiences of drug administration errors. *Journal of Advanced Nursing*, 60(3), 317–324. Disponible en: https://doi.org/10.1111/j.1365-2648.2007.04437.x [Acceso 20 agosto 2022].

SERVICIO ANDALUZ DE SALUD, 2022a. Prescripción por principio activo. Preguntas frecuentes. Disponible en: https://www.sspa.juntadeandalucia.es/servicioandaluzdesalud/ciudadania/farmacia-y-prestaciones/informacion-la-ciudadania-sobre-el-uso-de-medicamentos/prescripcion-por-principio-activo-preguntas-frecuentes [Acceso 19 agosto 2022].

SERVICIO ANDALUZ DE SALUD, 2022b. Receta electrónica. Preguntas frecuentes. Disponible en: https://www.sspa.juntadeandalucia.es/servicioandaluzdesalud/ciudadania/farmacia-y-prestaciones/informacion-la-ciudadania-sobre-el-uso-de-medicamentos/receta-electronica-preguntas-frecuentes [Acceso 20 julio 2022].

SEVILLANO, E. G., 2009. La enfermera alimentó a dos bebés y se equivocó con Ryan. *El País*, 18 Julio 2009. Disponible en: https://elpais.com/diario/2009/07/18/sociedad/1247868013_850215.html [Acceso 17 julio 2022].

SIMONSEN, B. O., DAEHLIN, G. K., JOHANSSON, I. y FARUP, P. G., 2014. Differences in medication knowledge and risk of errors between graduating nursing students and working registered nurses: comparative study. *BMC Health Services Research*, 14, 580. https://doi.org/10.1186/s12913-014-0580-7 [Acceso 20 agosto 2022].

SMITH-STONER, M. y HAND, M. W., 2008. A criminal trial simulation: pathway to transformative learning. *Nurse Educator*, 33(3), 118-121. Disponible en: https://doi.org/10.1097/01.NNE.0000312180.90400.85 [Acceso 19 julio 2022].

SOMOZA HERNÁNDEZ, B., CANO GONZÁLEZ, M.V. y GUERRA LÓPEZ, P., 2012. *Farmacología en Enfermería: casos clínicos*. Madrid: Editorial Panamericana.

TAYLOR, M. y REIDE, P., 1999. *Lo esencial en Farmacología*. Madrid: Harcourt Brace.

THOMPSON, C. A., 2012. Criminal charges not necessarily criminalization of medication error. *American Journal Health-System Pharmacy*, 69(8), 633-635. Disponible en: https://doi.org/10.2146/news120028 [Acceso 19 julio 2022].

TORIBIO-FELIPE, R., 2008. *Bombas de infusión externas*. Plasencia: Área de Salud de Plasencia. Junta de Extremadura. Disponible en: http://areasaludplasencia.es/wasp/pdfs/7/717004.pdf [Acceso 15 noviembre 2022].

VAN DE MORTEL, T. F., WHITEHAIR, L. P., y IRWIN, P. M., 2014. A whole-of-curriculum approach to improving nursing student´s applied numeracy skill. *Nurse Education Today*, 34, 462-467. Disponible en: https://doi.org/10.1016/j.nedt.2013.04.024 [Acceso 15 noviembre 2022].

VANDERVEEN, T., O'NEILL, S. y BEARD, J.W., 2020. ¿Cómo podemos saber qué tan "inteligentes" son nuestras bombas de infusión? *Boletín informativo de la Anesthesia Patient Safety Foundation*, 35, 21-22. Disponible en: https://www.apsf.org/es/article/como-podemos-saber-que-tan-inteligentes-son-nuestras-bombas-de-infusion/ [Acceso 15 noviembre 2022].

VRBNJAK, D., DENIEFFE, S., O'GORMAN, C. y PAJNKIHAR, M., 2016. Barriers to reporting medication errors and near misses among nurses: A systematic review. *International Journal of Nursing Studies*, 63, 162-178. Disponible en: https://doi.org/10.1016/j.ijnurstu.2016.08.019 [Acceso 20 agosto 2022].

WEEKS, K. W., CLOCHESY, J. M., HUTTON, B. M. y MOSELEY, L., 2013a. Safety in numbers 4: The relationship between exposure to authentic and didactic environments and nursing students' learning of medication dosage calculation problem solving knowledge and skills. *Nurse Education in Practice*, 13(2), e43-e54. Disponible en: https://doi.org/10.1016/j.nepr.2012.10.010 [Acceso 26 agosto 2022].

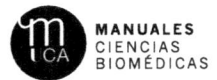

WEEKS, K. W., HIGGINSON, R., CLOCHESY, J. M. y COBEN, D., 2013b. Safety in numbers 7: Veni, vidi, duci: a grounded theory evaluation of nursing students' medication dosage calculation problem-solving schemata construction. *Nurse Education in Practice*, 13(2), e78-e87. Disponible en: https://doi.org/10.1016/j.nepr.2012.10.014 [Acceso 26 agosto 2022].

WEEKS, K. W., HUTTON, B. M., YOUNG, S., COBEN, D., CLOCHESY, J. M. y PONTIN, D., 2013c. Safety in numbers 2: Competency modelling and diagnostic error assessment in medication dosage calculation problem-solving. *Nurse Education in Practice*, 13(2), e23-e32. Disponible en: https://doi.org/10.1016/j.nepr.2012.10.013 [Acceso 26 agosto 2022].

WEEKS, K. W., MERIEL HUTTON, B., COBEN, D., CLOCHESY, J. M. y PONTIN, D., 2013d. Safety in numbers 3: Authenticity, Building knowledge & skills and Competency development & assessment: the ABC of safe medication dosage calculation problem-solving pedagogy. *Nurse Education in Practice*, 13(2), e33-e42. Disponible en: https://doi.org/10.1016/j.nepr.2012.10.011 [Acceso 26 agosto 2022].

WEEKS, K. W., SABIN, M., PONTIN, D. y WOOLLEY, N., 2013e. Safety in numbers: an introduction to the Nurse Education in Practice series. *Nurse Education in Practice*, 13(2), e4-e10. Disponible en: https://doi.org/10.1016/j.nepr.2012.06.006 [Acceso 26 agosto 2022].

WILLIAMS, B. y DAVIS, S., 2016. Maths anxiety and medication dosage calculation errors: A scoping review. *Nurse Education in Practice*, 20, 139-146. Disponible en: https://doi.org/10.1016/j.nepr.2016.08.005 [Acceso 20 agosto 2022].

WRIGHT, K., 2009. The assessment and development of drug calculation skills in nurse education - a critical debate. *Nurse Education Today*, 29(5), 544-548. Disponible en: https://doi.org/10.1016/j.nedt.2008.08.019 [Acceso 26 agosto 2022].

WRIGHT, K., 2013. How do nurses solve drug calculation problems? *Nurse Education Today*, 33(5), 450-457. Disponible en: https://doi.org/10.1016/j.nedt.2012.04.009 [Acceso 26 agosto 2022].

Capítulo 2. Metodología elemental sobre cálculo de dosis de medicamentos

2.1. Características aritméticas en cálculo de dosis de medicamentos

El cálculo de dosis de medicamentos depende en su totalidad de operaciones aritméticas. Aunque se trata de una de las ramas matemáticas más elementales, es cierto que existen diferentes métodos aritméticos que se han conocido a lo largo de la formación académica, pero también que tienden a ser olvidados (Wright, 2013). No es nuestro objetivo explicar las nociones matemáticas más elementales, pero sí aquellas que necesitan ser recordadas para un correcto uso del cálculo de dosis (Baeza Alba et al., 2020; Déplanche, 1996; Falcón Santamaría, 2014; Weeks, 2013).

Las operaciones con fracciones son habituales a la hora de determinar una dosificación personalizada de fármacos. La suma y resta de fracciones, aunque no son tan frecuentes en estos casos, sí existen algunas situaciones en las que son necesarias (Maccarrone, 2023). Dichas operaciones se pueden realizar directamente si presentan como elemento común el mismo denominador.

$$x = \frac{6}{8} + \frac{7}{8} - \frac{2}{8} = \frac{6 + 7 - 2}{8} = \frac{11}{8}$$

Cuando se tratan de fracciones con distinto denominador, se debe recurrir primero al *mínimo común múltiplo*, que consiste en encontrar, dentro de los multiplicadores de cada número que se encuentra en los denominadores, el valor más bajo que es común en ellos. Aunque existen diferentes metodologías aritméticas para hallar el mínimo común múltiplo, es habitual que los denominadores presenten bajos valores en las sumas y restas de fracciones en cálculo de dosis. Por ejemplo, supongamos que se debe sumar dos fracciones cuyos denominadores son 4 y 6 (por ejemplo, ¼ y ⅙). Para descubrir el mínimo común múltiplo, debemos recurrir a las tablas de multiplicar de ambos números para encontrar el multiplicador más pequeño común a ambos, que es el 12.

Múltiplos de 4: 4, 8, *12*, 16, 20, 24…
Múltiplos de 6: 6, *12*, 18, 24, 30, 36…

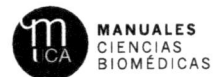
Por lo tanto, el denominador pasará a ser 12. A partir de ahí, este número se divide por el denominador original en cada fracción y al resultado se multiplica por el numerador de dicha fracción, para mantener así la proporción original que existía en cada una de ellas.

$$x = \frac{1}{4} + \frac{1}{6} = \frac{3}{12} + \frac{2}{12} = \frac{3+2}{12} = \frac{5}{12}$$

A diferencia de la suma y resta, es muy usual realizar la multiplicación y división de fracciones en cálculo de dosis al ser necesario realizar cambios de unidades de medida. En el caso de las multiplicaciones, implica la operación entre los números que se encuentran en los numeradores, y de forma independiente, también en los denominadores.

$$x = \frac{3}{5} \times \frac{7}{6} \times \frac{10}{2} = \frac{3 \times 7 \times 10}{5 \times 6 \times 2} = \frac{210}{60}$$

Una vez obtenida la fracción resultante, es posible que la misma sea *reducible* al obtener valores altos tanto en el numerador como en el denominador, es decir, simplificarse ambos en valores más pequeños manteniendo la proporción. Para ello, se recurre al *máximo común divisor*, una operación que suele pasar desapercibida al efectuarse de forma automática en muchos casos. Por ejemplo, se buscará el máximo común divisor que existe entre los números 16 y 36, siendo el primero el numerador y el segundo el denominador. Para ello, se localizará el valor más alto coincidente entre los divisores, que será el 4.

Divisores de 16: 1, 2, 4, 8 y 16.
Divisores de 36: 1, 2, 3, 4, 6, 12 y 36.

Una vez obtenido, se dividirán ambos números por el máximo común divisor, resultando una fracción con un resultado en el numerador de 4 y un denominador de 9. Como el 9 es un *número primo*, no se puede simplificar más la fracción. Tomando en consideración el resultado del ejemplo anterior de la multiplicación, se puede simplificar de la misma manera, teniendo en cuenta que en ese caso el máximo común divisor es 30. No obstante, como método alternativo, en ocasiones se opta por usar divisores sencillos comunes entre numerador y denominador de forma sucesiva hasta alcanzar la fracción final.

$$\frac{210}{60} = \frac{7}{2}$$

El proceso de división de fracciones es idéntico independientemente si las fracciones presentan o no igual denominador. Existen dos métodos dependiendo de cómo se exprese la operación. El primero consiste en multiplicar en cruz, manteniendo el orden de la primera fracción e invirtiendo la segunda y sucesivas fracciones. Una vez obtenido el resultado, se simplifica, teniendo en cuenta que el máximo común divisor es 2.

$$x = \frac{3}{5} \div \frac{7}{6} \div \frac{10}{2} = \frac{3 \times 6 \times 2}{5 \times 7 \times 10} = \frac{36}{350} = \frac{18}{175}$$

El segundo método, más habitual en operaciones matemáticas más complejas, es expresarla mediante fracciones verticales, en el que los números externos son multiplicados y su resultado se anota en el numerador de la fracción resultante, mientras que los números internos se multiplican y su resultado se apunta en el denominador de la fracción resultante. En esencia, los dos métodos realizan la misma operación, por lo que se puede empezar con el segundo método y luego expresarlo como el primero.

$$x = \frac{\dfrac{2}{3}}{\dfrac{5}{7}} = \frac{2}{3} \div \frac{5}{7} = \frac{2 \times 7}{3 \times 5} = \frac{14}{15}$$

En el caso de más fracciones verticales, previamente hay que despejar las fracciones que existan en el numerador y/o denominador.

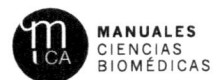

$$x = \cfrac{\cfrac{2}{3}}{\cfrac{5}{4}{3}} = \frac{2}{3} \div \left(\frac{5}{1} \div \frac{4}{3}\right) = \frac{2}{3} \div \left(\frac{5 \times 3}{1 \times 4}\right) = \frac{2}{3} \div \frac{15}{4} = \frac{2 \times 4}{3 \times 15} = \frac{8}{45}$$

Por otra parte, en algunas ocasiones, la dosis es tan grande o tan pequeña con respecto a la unidad de medida, que implica muchos decimales (notación decimal). En caso de querer visualizar cómodamente el resultado, se puede recurrir a la notación científica. Consiste en la modificación de la expresión numérica basándose en las potencias de 10. El exponente determina el lugar donde se posiciona la coma decimal. En caso de presentarse en notación científica y se quiera expresar el valor original (notación decimal), la coma decimal se desplaza a la derecha en caso de exponentes positivos (valores muy altos), o a la izquierda en exponentes negativos (valores muy pequeños). Naturalmente, si partimos de la notación decimal para expresarlo en notación científica, la coma se desplaza hacia la izquierda en exponentes positivos y a la derecha en caso de exponentes negativos.

$$34.000.000 \rightarrow 3,4 \times 10^{7}$$
$$5,6 \times 10^{-4} \rightarrow 0,00056$$

Asimismo, es frecuente que los resultados en los que se obtengan decimales, se redondeen. El redondeo de números consiste en simplificar el resultado en un número aproximado, pero de fácil uso y comprensión. Así pues, el escenario más recurrente es el redondeo a la unidad, en el que se sube una unidad si el primer decimal resulta un valor de 5 o más, o se conserva la unidad si ese mismo primer decimal presenta un valor de 4 o menos:

$$5,5 \approx 6$$
$$5,4 \approx 5$$

En cálculo de dosis de medicamentos, es habitual el redondeo del valor final a administrar, dado que en muchas ocasiones existen limitaciones en la forma farmacéutica, en el material de extracción (por ejemplo, la graduación de las jeringas) o en el *software* de las bombas volumétricas que impiden ajustar adecuadamente los decimales. En la práctica clínica, salvo en situaciones especiales como la administración de medicamentos en edades pediátricas (en las que se suele considerar el primer decimal), redondear un resultado para adaptarlo a los valores medibles no conlleva a un aumento de riesgo apreciable en la seguridad del paciente.

2.2. Sistema Internacional de Unidades. Magnitudes y unidades métricas empleadas en cálculo de dosis de medicamentos

El sistema legal de unidades de medida vigente en España es, tal y como establece el artículo segundo de la *Ley 3/1985, de 18 de marzo, de Metrología*, el Sistema Internacional de Unidades (SI) (Gobierno de España, 1985), adoptado por la Conferencia General de Pesas y Medidas (CGPM) y extensible a todo el ámbito de la Unión Europea. Esta disposición, concretamente en el artículo tercero, faculta al Gobierno de España para establecer las definiciones de las unidades, sus nombres y sus símbolos.

Por otra parte, se realizó una actualización de la normativa a través del *Real Decreto 2032/2009, de 30 de diciembre, por el que se establecen las unidades legales de medida*, que consta de un artículo único y un anexo (Gobierno de España, 2010). El artículo único, reproduce lo dispuesto en la *Ley 3/1985*, y remite al anexo para relacionar y definir las unidades básicas y derivadas del SI, así como las reglas para la formación de múltiplos y submúltiplos, las reglas de escritura de símbolos y nombres de las unidades y de expresión de los valores de las magnitudes. Además, incluye la utilización de ciertas unidades ajenas al SI.

Las magnitudes básicas utilizadas para el cálculo de dosis de medicamentos se exponen en la siguiente Tabla 4 (Almansa Pastor, 2002; Déplanche, 1996):

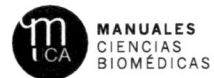

Tabla 4. Unidades básicas utilizadas para el cálculo de dosis.

Magnitud	Nombre de la unidad	Expresión de la unidad
Masa	Kilogramo	kg
	Gramo	g
	Miligramo	mg
	Microgramo	mcg o μg
Volumen	Litro	L
	Mililitro	mL
	Centímetro cúbico	cm^3
	Microlitro	μL
Tiempo, duración	Horas	h
	Minutos	min
	Segundo	s
Cantidad de sustancia	Mol	mol
	Milimol	mmol
	Equivalente	Eq
	Miliequivalente	mEq

Asimismo, en el sistema métrico decimal se usan una serie prefijos comunes para indicar las subunidades de medida, expuestos en la siguiente Tabla 5 (Rodríguez Blanco, 2018).

Tabla 5. Prefijos de las subunidades básicas de medida.

Prefijo	Símbolo	Valor numérico
Kilo	k	1.000
Hecto	h	100
Deca	dc	10
Deci	d	0,1
Centi	c	0,01
Mili	m	0,001
Micro	mc, μ	0,000001

En el sistema métrico, las porciones pueden incrementarse (multiplicando) o disminuirse (dividiendo) en múltiplos de 10 (10, 100, 1.000…). Las conversiones se realizan al modificar la posición del punto decimal a la derecha mediante multiplicación o a la izquierda a través de una división. Ejemplos:

- 0,1 multiplicado por 10 es igual a 1.
- 10 multiplicado por 10 es igual a 100.
- 10,0 dividido por 10 es igual a 1,00.
- 1.000 dividido por 100 es igual a 10,00.

Como se puede observar en la Figura 11, cada vez que vamos a pasar de una unidad mayor a otra menor, se incrementan las proporciones y, por tanto, por cada unidad que se incremente, se multiplica por 10. Por ejemplo, para pasar de kilo a hecto multiplicamos por 10, para pasar de kilo a deca multiplicamos por 100, y así consecutivamente.

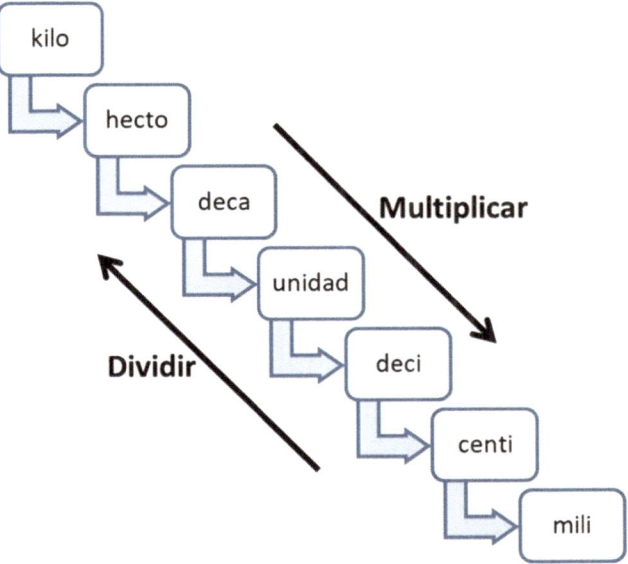

Figura 11. Conversión de subunidades básicas de medida.

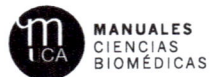
Sin embargo, si el cambio es a una unidad menor, las proporciones disminuyen y, por tanto, se divide, por lo que cada unidad que se disminuya se divide por 10. Por ejemplo, para pasar de mili a centi se divide por 10, para pasar de deca a kilo se divide por 100, y así consecutivamente.

Un ejemplo que evidencia la necesidad de manejar los factores de conversión es cuando la unidad de medida prescrita por el médico no coincide con la unidad de medida del medicamento. Un caso práctico claro sería el siguiente: un médico prescribe administrar 2 g al día de ampicilina vía oral, y el medicamento que tenemos disponible son cápsulas de ampicilina de 500 mg. Para conocer la cantidad de cápsulas que debemos administrar al día, es necesario que la unidad de medida de la prescripción y el medicamento sea la misma. En este caso, se realiza la conversión de la prescripción, es decir, los 2 g se pasan a mg, al pasar de una unidad mayor a una menor se incrementan las proporciones multiplicando, para ello, se debe multiplicar 2 por 1.000, dando como resultado 2.000 mg de ampicilina al día. Por lo tanto, se deberán administrar 4 cápsulas al día (Figura 12).

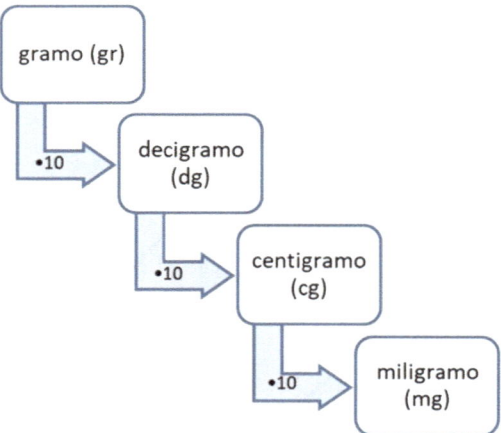

Figura 12. Conversión de subunidades básicas de medidas de peso.

Para realizar la conversión de unidades de tiempo se utiliza el sistema sexagesimal, dado que 60 segundos es 1 minuto, y 60 minutos es 1 hora. Correspondiente a la Figura 13, para pasar de horas a minutos hay que multiplicar por 60, y para pasar de minutos a segundos también hay que multiplicar por 60. Si, por el contrario, queremos pasar de segundos a minutos se tendrá que dividir por 60 y para pasar de minutos a hora se dividirá de nuevo por 60.

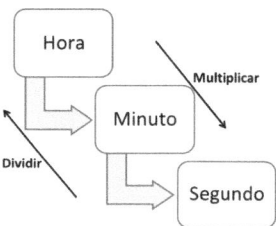

Figura 13. Conversión de subunidades básicas de medida de tiempo.

Por último, otras de las unidades de medida empleadas para el cálculo de dosis son los moles y equivalentes. Para ello, es necesario tener claro lo siguiente: cuando se trata de iones monovalentes (Na^+, Cl^-, K^+, HCO^{-3}), 1 Eq o 1 mEq es lo mismo que 1 mol o mmol respectivamente. En el caso de iones divalentes (Ca^{2+}, Mg^{2+}, SO_4^{-2}), 1 mol es igual a 2 Eq y 1 mmol es igual a 2 mEq.

2.3. Regla de tres simple directa y factores de conversión

La determinación del cálculo de dosis en enfermería conlleva abordar diferentes metodologías aritméticas para resolver datos relacionados con unidades de medida del sistema métrico decimal y, en no pocos casos, las consensuadas por el SI (Wright, 2008b; Young et al., 2013). Las dos más usadas son la regla de tres simple directa y el uso de los factores de conversión, pudiendo ser utilizadas indistintamente. La primera implica un procedimiento matemático sencillo y ampliamente entendible, conocido y empleado por los profesionales de enfermería; mientras que la segunda ofrece mayor seguridad en el cálculo al *enfrentar* las unidades de medida entre los numeradores y denominadores de las fracciones durante el periodo de conversión (Baeza Alba et al., 2020).

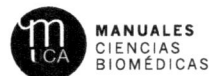

La regla de tres simple directa se realiza en operaciones matemáticas basadas en la proporcionalidad lineal directa, aspecto que abarca considerablemente los diferentes cálculos de dosis. Ello comprende que una magnitud aumenta conforme también la realiza otra, por lo que a menudo se busca la solución proporcional a los datos equivalentes (modelo equivalente) que disponemos con respecto al dato que debemos emplear. El procedimiento habitual es contar con 3 datos conocidos, del cual se desconoce el cuarto. Para ello, se suelen representar las equivalencias mediante flechas o líneas, multiplicando los datos en diagonal que disponemos entre el tercer dato restante. Por lo tanto, la regla de tres simple directa se basa en una multiplicación y una división para obtener el resultado (Fournier, 2020).

$$
\begin{matrix} A \rightarrow B \\ C \rightarrow X \end{matrix} \quad \Rightarrow \quad \frac{A}{C} = \frac{B}{X} \quad \Rightarrow \quad \frac{C \times B}{A} = X
$$

Esta metodología suele ser enunciada en el problema de cálculo de dosis como: «Si dispongo de un medicamento contenido en un vial que tiene X mg por cada Y mL, y yo necesito extraer Z mg de esa forma farmacéutica, ¿cuántos mL debo extraer del vial?» (Arnold, 1998; Wright, 2009a).

$$
\begin{matrix} X\ mg \rightarrow Y\ mL \\ Z\ mg \rightarrow ¿?\ mL \end{matrix} \quad \Rightarrow \quad \frac{X\ mg}{Z\ mg} = \frac{Y\ mL}{¿?\ mL} \quad \Rightarrow \quad \frac{Z\ \cancel{mg} \times Y\ mL}{X\ \cancel{mg}} = ¿?\ mL
$$

Si se aplican números al enunciado anterior: «Si dispongo de un medicamento contenido en un vial que tiene 10 mg por cada 2 mL, y yo necesito extraer 5 mg de esa forma farmacéutica, ¿cuántos mL debo extraer del vial?», se calcularía de la siguiente forma:

$$10\ mg\ \rightarrow\ 2\ mL$$
$$5\ mg\ \rightarrow\ ¿?\ mL$$
$$\Rightarrow \quad \frac{10\ mg}{5\ mg} = \frac{2\ mL}{¿?\ mL} \quad \Rightarrow \quad \frac{5\ \cancel{mg}\ \times\ 2\ mL}{10\ \cancel{mg}} = 1\ mL$$

En el caso de los factores de conversión, se busca el paso de valores entre las unidades del mismo tipo. Esta metodología significa, indirectamente, que también se resuelvan operaciones aritméticas relacionadas con el cálculo de dosis. El procedimiento de construcción de la expresión matemática implica multiplicar la cantidad original por una fracción, en la que su numerador y denominador aparezca una equivalencia de la misma unidad de medida (usando la unidad decimal de medida que disponemos y la correspondiente a la que queremos convertir). Esto supone un paso de unidades dentro del sistema métrico decimal, por lo que, dependiendo de la complejidad de la conversión, puede haber varias fracciones concatenadas (Wright, 2009b).

El procedimiento es el siguiente: (1) Si la unidad que disponemos se encuentra en el numerador de la cantidad original (que es lo habitual en cálculo de dosis), entonces se debe poner la misma unidad de medida en el denominador de la siguiente fracción (o viceversa). (2) Se escribe la unidad de medida que queremos obtener en la otra parte de la fracción (si la anterior unidad estaba en el denominador, entonces la unidad que queremos obtener, iría al numerador). (3) Se escribe un «1» en la unidad más grande del sistema métrico decimal. (4) Se escribe el valor equivalente del sistema métrico decimal en la otra parte de la fracción. (5) Se realiza la operación matemática, tachando las unidades coincidentes entre numerador y denominador, y el resultado obtenido ya estará convertido a la nueva unidad de medida (Cookson, 2013; Trim, 2004; Wright, 2008a).

$$5\ ud(x) \times \frac{1\ ud(y)}{1.000\ ud(x)} \quad \Rightarrow \quad 5\ \cancel{ud(x)} \times \frac{1\ ud(y)}{1.000\ \cancel{ud(x)}} = 0{,}005\ ud(y)$$

$$5\ ud(y) \times \frac{1.000\ ud(x)}{1\ ud(y)} \quad \Rightarrow \quad 5\ \cancel{ud(y)} \times \frac{1.000\ ud(x)}{1\ \cancel{ud(y)}} = 5.000\ ud(x)$$

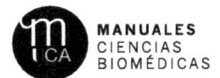

En el caso del cálculo de dosis, no necesariamente debe tener conversión de unidades, sino que se impone la correlación numerador/denominador con la misma unidad propia de los factores de conversión para ir resolviendo el cálculo. Tomando el ejemplo anterior sobre el vial que contiene medicación, en el que queremos extraer Z mg de un vial que tiene una concentración de X mg / Y mL, se representaría de la siguiente forma:

$$Z\ mg \times \frac{Y\ mL}{X\ mg} \quad \Rightarrow \quad Z\ \cancel{mg} \times \frac{Y\ mL}{X\ \cancel{mg}} = \xi?\ mL$$

Al igual que en el ejemplo de la regla de tres simple, si se aplican los mismos números que se utilizaron, se calcularía de la siguiente manera:

$$5\ mg \times \frac{2\ mL}{10\ mg} \quad \Rightarrow \quad 5\ \cancel{mg} \times \frac{2\ mL}{10\ \cancel{mg}} = 1\ mL$$

2.4. Velocidad de infusión en mL/h o got/min

La velocidad de infusión de un tratamiento que se administra por vía intravenosa depende en muchos casos de los aparatos sanitarios y sistemas de gotero que se empleen en el sistema sanitario. Habitualmente, los pacientes presentan una canalización de una vía intravenosa, conectando el medicamento o fluidoterapia mediante una bomba volumétrica que perfunde los mismos de forma automatizada tras haber ajustado una serie de parámetros (Koohestani y Baghcheghi, 2010).

La unidad que emplean este tipo de máquinas para definir la velocidad de infusión está expresada en mL/h, ajustándose a la dosis de medicamento (que suelen emplear los mL para un mejor manejo de la administración y evitar la sobrecarga de fluidos en el espacio intravascular) y a su posología (pudiendo ser mediante administraciones intermitentes en intervalos regulares a lo largo del día para los medicamentos, por ejemplo, cada 8 horas; o bien de forma continua en la fluidoterapia). Por otra parte, en caso de no disponer de esta tecnología, se suele recurrir a reguladores de flujo que pueden conectarse a la zona inferior del sistema de gotero, y que también vienen expresados en mL/h.

Sin embargo, existen circunstancias en el que no se utilizan ninguno de estos dispositivos por varias razones, ya sean por no disponer de ellos o estar siendo empleados en otros pacientes cuyo uso es más preferente. En este caso, se necesita administrar el tratamiento farmacológico o la fluidoterapia directamente mediante el sistema de gotero, que cuenta solo con un regulador de flujo sin ninguna medida relacionada con la velocidad de infusión. En estas situaciones, se recurre al conteo de las gotas que caen, desde el suero o vial, a la cámara de goteo del sistema de gotero. Obviamente, no se pueden contar las gotas que caen cada hora por motivos evidentes, de ahí a que se utilicen los minutos como unidad de tiempo, ya que es viable poder permanecer un minuto para contarlas.

El conducto que conecta el punzón del sistema de gotero con la cámara de goteo puede presentar diferente calibre, que indica el factor de goteo. Habitualmente, se emplean sistemas de macrogoteo, que implica que, en la mayoría de los casos, por cada 20 gotas supone 1 mL[34]. No obstante, existen sistemas de microgoteo que se emplean en situaciones especiales[35], cuyo factor de goteo es de 60 gotas/mL[36].

En ambos casos, se administra el tratamiento farmacológico a la misma velocidad, pero empleando diferentes unidades de medida según la situación laboral del profesional de enfermería en ese momento. Si es necesario recurrir a la conversión entre mL/h y got/min, existen fórmulas que simplifican el cálculo[37] (Brindley, 2018; Trim, 2004).

---

[34]Pueden existir sistemas de macrogoteo de 10 got/mL o 15 got/mL. Es importante asegurarse de conocer el factor de goteo de cada sistema en caso de ser de tipo macrogoteo.

[35]El sistema microgoteo es recurrente en la administración de manitol (diurético osmótico). Obsérvese que este tipo de sistemas cuentan con una cámara de goteo mucho más grande que los respectivos sistemas de macrogoteo, poseyendo un conducto metálico de calibre muy fino.

[36]En muchas ocasiones, las gotas resultantes se expresan en microgotas, ya que tienen un volumen muy pequeño (son necesarias 60 para alcanzar el mililitro).

[37]Salvo que aparezca especificado, los ejercicios del capítulo 3 que impliquen velocidad de infusión, se realizarán mediante mL/h.

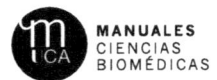
$$V_{ADM\ (got/min)} = \frac{Volumen\ (mL)\ \times\ \dfrac{Gotas\ del\ factor\ de\ goteo}{1\ mL}}{Horas\ de\ administración\ \times\ \dfrac{60\ min}{1\ h}}$$

$$V_{ADM\ (mL/h)} = \frac{Volumen\ (got)\ \times\ \dfrac{1\ mL}{Gotas\ del\ factor\ de\ goteo}}{Minutos\ de\ administración\ \times\ \dfrac{1\ h}{60\ min}}$$

A modo de ejemplo, podríamos calcular la velocidad de administración de un suero fisiológico 0,9% por vía intravenosa en gotas/minuto si partimos de un volumen de 1 litro que se infundirá en 6 horas mediante un factor de macrogoteo (20 gotas/mL):

$$V_{ADM\ (got/min)} = \frac{1.000\ mL\ \times\ \dfrac{20\ got}{1\ mL}}{6\ h\ \times\ \dfrac{60\ min}{1\ h}} = 55,55\ got/\min\ \approx 56\ got/min$$

Para el segundo caso, empleando los mismos valores del ejemplo anterior adaptado a got/min (1 litro: 20.000 gotas; 360 minutos: 6 horas), el cálculo sería el siguiente:

$$V_{ADM\ (mL/h)} = \frac{20.000\ got\ \times\ \dfrac{1\ mL}{20\ got}}{360\ min\ \times\ \dfrac{1\ h}{60\ min}} = 166,67\ got/\min\ \approx 167\ got/min$$

Obsérvese que existe relación proporcional entre los dos resultados. Esto es debido a que existen dos reglas mnemotécnicas que facilitan la equivalencia entre los valores de gotas/minutos y mililitros/hora dependiendo del sistema de goteo. La primera se centra en el caso en que se emplee un sistema de macrogoteo (20 got/min): el valor de la velocidad en gotas/minuto es un tercio que a su correspondiente en mililitros/hora y, en el caso contrario, la velocidad en mililitros/hora sería el triple a su equivalente en gotas/minuto (por ejemplo, la velocidad de infusión sería igual entre 5 got/min y 15 mL/h). La segunda, aplicable a un sistema de microgotero (60 got/min), los valores entre gotas/minutos y mililitros/hora coinciden (por ejemplo, 50 gotas/min y 50 mL/h).

Bibliografía

ALMANSA PASTOR, A., 2002. *Sistema Internacional de Medidas en Medicina*. Málaga: Grupo Editorial 33.

ARNOLD, G. J., 1998. Refinements in the dimensional analysis method of dose calculation problem-solving. *Nurse Educator*, 23(3), 22-26. Disponible en: https://doi.org/10.1097/00006223-199805000-00012 [Acceso 26 agosto 2022].

BAEZA ALBA, M. A., Arnal PALACIÁN, M., CLAROS MELLADO, F. J. y RODRÍGUEZ CARTAGENA, M. I., 2020. *Nociones matemáticas elementales: aritmética, magnitudes, geometría, probabilidad y estadística*. Madrid: Ediciones Paraninfo.

BRINDLEY, J., 2018. Undertaking drug calculations for intravenous medicines and infusions. *Nursing Standard*, 32(20), 55-63. Disponible en: https://doi.org/10.7748/ns.2018.e11029 [Acceso 26 agosto 2022].

COOKSON, K. L., 2013. Dimensional analysis: calculate dosages the easy way. *Nursing*, 43(6), 57-62. Disponible en: https://doi.org/10.1097/01.NURSE.0000428696.87216.e1 [Acceso 26 agosto 2022].

DÉPLANCHE, Y., 1996. *Diccio fórmulas*. Barcelona: EDUNSA.

FALCÓN SANTAMARÍA, S., 2014. *Matemáticas Básicas*. Las Palmas de Gran Canaria: Servicio de Publicaciones y Difusión Científica de la Universidad de Las Palmas de Gran Canaria.

FOURNIER, J. L., 2020. *Aritmética aplicada e impertinente*. Barcelona: Editorial Gedisa.

GOBIERNO DE ESPAÑA, 1985. Ley Orgánica 3/1995, de 18 de marzo, de Metrología. *Boletín Oficial del Estado*, 19 de marzo de 1985, 67. Disponible en: https://www.boe.es/buscar/pdf/1985/BOE-A-1985-4455-consolidado.pdf [Acceso 20 agosto 2022].

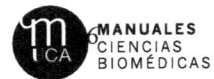
GOBIERNO DE ESPAÑA, 2010. Real Decreto 2032/2009, de 21 de enero, por el que se establecen las unidades legales de medida. *Boletín Oficial del Estado*, 21 de enero de 2010, 18. Disponible en: https://www.boe.es/eli/es/rd/2009/12/30/2032 [Acceso 15 agosto 2022].

KOOHESTANI, H. y BAGHCHEGHI, N., 2010. Comparing the effects of two educational methods of intravenous drug rate calculations on rapid and sustained learning of nursing students: formula method and dimensional analysis method. *Nurse Education in Practice*, 10(4), 233-237. Disponible en: https://doi.org/10.1016/j.nepr.2009.11.011 [Acceso 26 agosto 2022].

MACCARRONE, A., 2023. *El infinito placer de las matemáticas*. Barcelona: Blackie Books.

RODRÍGUEZ BLANCO, M. J., 2018. *El nacimiento del metro: sistema métrico decimal*. España: Bubok Publishing S.L.

TRIM, J., 2004. Clinical skills: a practical guide to working out drug calculations. *British Journal of Nursing*, 13(10), 602-606. Disponible en: https://doi.org/10.12968/bjon.2004.13.10.13050 [Acceso 26 agosto 2022].

WEEKS, K. W., MERIEL HUTTON, B., COBEN, D., CLOCHESY, J. M. y PONTIN, D., 2013. Safety in numbers 3: Authenticity, Building knowledge & skills and Competency development & assessment: the ABC of safe medication dosage calculation problem-solving pedagogy. *Nurse Education in Practice*, 13(2), e33-e42. Disponible en: https://doi.org/10.1016/j.nepr.2012.10.011 [Acceso 26 agosto 2022].

WRIGHT, K., 2008a. Drug calculations part 1: a critique of the formula used by nurses. *Nursing Standard*, 22(36), 40-42. Disponible en: https://doi.org/10.7748/ns2008.05.22.36.40.c6542 [Acceso 26 agosto 2022].

WRIGHT, K., 2008b. Drug calculations part 2: alternative strategies to the formula. *Nursing Standard*, 22(37), 42-44. Disponible en: https://doi.org/10.7748/ns2008.05.22.37.42.c6546 [Acceso 26 agosto 2022].

WRIGHT, K., 2009a. Developing methods for solving drug dosage calculations. *British Journal of Nursing*, 18(11), 685-689. Disponible en: https://doi.org/10.12968/bjon.2009.18.11.42721 [Acceso 26 agosto 2022].

WRIGHT, K., 2009b. Resources to help solve drug calculation problems. *British Journal of Nursing*, 18(14), 878-883. Disponible en: https://doi.org/10.12968/bjon.2009.18.14.43357 [Acceso 26 agosto 2022].

WRIGHT, K., 2013. How do nurses solve drug calculation problems? *Nurse Education Today*, 33(5), 450-457. Disponible en: https://doi.org/10.1016/j.nedt.2012.04.009 [Acceso 26 agosto 2022].

YOUNG, S., WEEKS, K. W. y HUTTON, B. M., 2013. Safety in numbers 1: Essential numerical and scientific principles underpinning medication dose calculation. *Nurse Education in Practice*, 13(2), e11-e22. Disponible en: https://doi.org/10.1016/j.nepr.2012.10.012 [Acceso 26 agosto 2022].

.

Sección 2

Práctica de cálculo de dosis de medicamentos

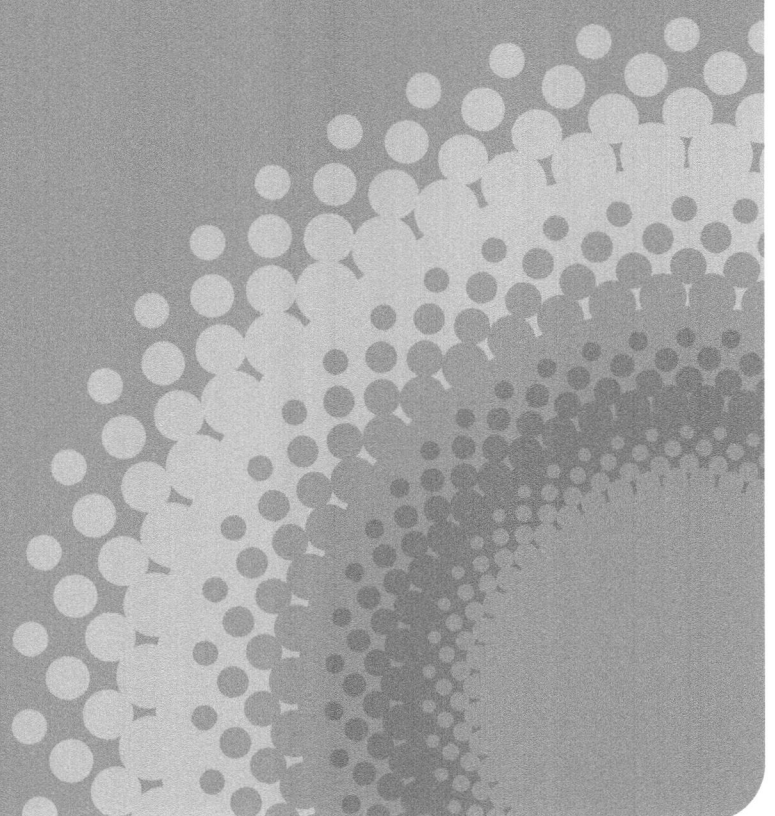

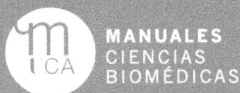

MANUALES
CIENCIAS
BIOMÉDICAS

SECCIÓN 2. **Práctica de cálculo de dosis de medicamentos**

Capítulo 3. Ejercicios de cálculo de dosis de medicamentos

Este capítulo va orientado no sólo a la resolución de problemas de cálculo de dosis, también es primordial conocer adecuadamente el procedimiento de cálculo, así como la interpretación de los resultados. Por lo tanto, aparte de los ejercicios propios de cálculo de dosis, existirán preguntas de razonamiento que pueden aparecer comúnmente durante la actividad asistencial.

En cada apartado, se realizan varios ejercicios de ejemplo para introducir los diferentes tipos de cálculos de dosis que se pueden realizar en el ámbito profesional enfermero, con una explicación adecuada a cada uno de ellos. Al respecto, se recomienda realizarlos antes de leer las soluciones para favorecer una adecuada autoevaluación. Después de ellos, existirán ejercicios de repaso relacionados con la temática, disponiendo las soluciones en el apartado 3.12.

A diferencia del capítulo 2, las expresiones matemáticas en este capítulo no presentarán tachados en sus números y unidades para favorecer la visualización e interpretación adecuada de la resolución de los ejercicios planteados. Asimismo, en algunas ocasiones, debido a que dentro de apartados de ejercicios existen resultados parciales que contienen muchos decimales, sus valores se han redondeado para una mejor legibilidad de los mismos en la resolución de dichos ejercicios, pero se han seguido teniendo en cuenta todos los decimales a la hora de obtener el resultado final de los mismos.

3.1. Cálculos preliminares

Ejercicio de ejemplo 1. ¿Cuántos mililitros son 3 litros?

El cálculo implica solo paso de unidades, por lo que debe conocerse el sistema métrico decimal y las diferentes subunidades para establecer equivalencias, así como el Sistema Internacional de Unidades (Gobierno de España, 2009; Wright, 2008). Los factores de conversión es la metodología más idónea para este tipo de cálculos:

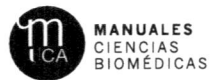

$$x_{Volumen} = 3\ L \times \frac{1.000\ mL}{1\ L} = 3.000\ mL$$

Ejercicio de ejemplo 2. ¿Cuántos miligramos son 40 microgramos?

$$x_{Cantidad} = 40\ mcg \times \frac{1\ mg}{1.000\ mcg} = 0,04\ mg$$

Ejercicio de ejemplo 3. ¿Cuántos mililitros existen en 0,05 centilitros?

$$x_{Volumen} = 0,05\ cL \times \frac{10\ mL}{1\ cL} = 0,5\ mL$$

Ejercicio de ejemplo 4. ¿Cuántos litros son 33 mililitros?

$$x_{Volumen} = 33\ mL \times \frac{1\ L}{1.000\ mL} = 0,033\ L$$

Ejercicio de ejemplo 5. ¿Cuántos gramos hay en ⅓ miligramos?

$$x_{Cantidad} = \frac{1}{3}\ mg \times \frac{1\ g}{1.000\ mg} = 0,00033\ g$$

Ejercicio de ejemplo 6. ¿Cuántos microgramos equivalen a 4,3 x 10⁻⁵ gramos?

En este caso, debemos tener conocimientos sobre notación científica para establecer el número de decimales que existen:

$$x_{Cantidad} = \frac{4,3}{10\ \times\ 10\ \times\ 10\ \times\ 10\ \times\ 10} = 0,000043\ g$$

A continuación, se podría realizar el cálculo habitual:

$$x_{Cantidad} = 0,000043 \; g \times \frac{1.000.000 \; mcg}{1 \; g} = 43 \; mcg$$

Ejercicio de ejemplo 7. ¿Cuántos mg/mL son 0,45 g / 100 mL?

Para esta cuestión, se debe realizar la conversión de unidades en el numerador, mientras que en el denominador será solo 1 mililitro tras realizar el cálculo:

$$x_{Concentración} = \frac{0,45 \; g}{100 \; mL} \times \frac{1.000 \; mg}{1 \; g} = 4,5 \; mg/mL$$

Ejercicio de ejemplo 8. ¿Cuántos mg/dL equivalen a 500 mcg / 2 mL?

En factores de conversión, habrá que añadir una fracción por cada paso de unidades:

$$x_{Concentración} = \frac{500 \; mcg}{2 \; mL} \times \frac{1 \; mg}{1.000 \; mcg} \times \frac{100 \; mL}{1 \; dL} = 25 \; mg/dL$$

Ejercicio de ejemplo 9. ¿Cuántos mg/g equivalen a 0,75 g/mg?

A pesar de contar con la misma unidad métrica de peso tanto en el numerador como en el denominador (dado que es una concentración de soluto con disolvente semisólido), la conversión se realiza de forma independiente en ambos casos:

$$x_{Concentración} = \frac{0,75 \; g}{1 \; mg} \times \frac{1.000 \; mg}{1 \; g} \times \frac{1.000 \; mg}{1 \; g} = 750.000 \; mg/g$$

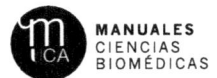
Ejercicio de ejemplo 10. ¿Cuántas kilocalorías suponen 678.000 julios?

Recordemos que la equivalencia de 1 kilocaloría son 4,8 kilojulios. Por lo tanto, se debe realizar una conversión de unidades y después establecer la equivalencia:

$$x_{Energía} = 678.000 \, J \times \frac{1 \, kJ}{1.000 \, J} \times \frac{1 \, kcal}{4,8 \, kJ} = 141,25 \, kcal$$

Ejercicio de ejemplo 11. ¿Cuántos cm² implican 0,3 m²?

Cuando se calculan unidades de superficie (en el que la unidad está al cuadrado), es muy importante saber que el paso de unidades supone dos ceros en vez de uno:

$$x_{Superficie} = 0,3 \, m^2 \times \frac{10.000 \, cm^2}{1 \, m^2} = 3.000 \, cm^2$$

Ejercicio de ejemplo 12. ¿Cuántos m² son ⅛ cm²?

Realizamos la conversión de superficie, pero esta vez en sentido inverso:

$$x_{Superficie} = \frac{1}{8} cm^2 \times \frac{1 \, m^2}{10.000 \, cm^2} = 0,0000125 \, m^2$$

Ejercicio de ejemplo 13. ¿Cuántos minutos son 3 horas?

$$x_{Tiempo} = 3 \, h \times \frac{60 \, min}{1 \, h} = 180 \, min$$

Ejercicio de ejemplo 14. ¿Cuántas horas son 360 minutos?

$$x_{Tiempo} = 360 \, min \times \frac{1 \, h}{60 \, min} = 6 \, h$$

Ejercicios prácticos:

- *Ejercicio práctico 3.1.1. ¿Cuántos centilitros son 330 mililitros?*
- *Ejercicio práctico 3.1.2. ¿Cuántos miligramos son 0,45 gramos?*
- *Ejercicio práctico 3.1.3. ¿Cuántos mililitros son 10 litros?*
- *Ejercicio práctico 3.1.4. ¿Cuántos miligramos son 5,3 gramos?*
- *Ejercicio práctico 3.1.5. ¿Cuántos microgramos son 4 gramos? Expresar el resultado mediante notación científica.*
- *Ejercicio práctico 3.1.6. ¿Cuántos m^2 son 0,8 cm^2?*
- *Ejercicio práctico 3.1.7. ¿Cuántos miligramos contienen $\frac{\frac{3}{8}}{\frac{5}{3}}$ gramos?*
- *Ejercicio práctico 3.1.8. ¿Cuántos mcg/L son 30 mg/mL?*
- *Ejercicio práctico 3.1.9. ¿Cuántos mg/g son 0,89 mg/kg?*
- *Ejercicio práctico 3.1.10. ¿Cuántos segundos son 7 horas?*
- *Ejercicio práctico 3.1.11. ¿Cuántos minutos son 5 horas?*
- *Ejercicio práctico 3.1.12. ¿Cuántas horas son 120 minutos?*
- *Ejercicio práctico 3.1.13. ¿Cuántos mililitros son 2 litros?*
- *Ejercicio práctico 3.1.14. ¿Cuántos litros son 1.500 mililitros?*
- *Ejercicio práctico 3.1.15. ¿Cuántos gramos son 8.000 miligramos?*
- *Ejercicio práctico 3.1.16. ¿Cuántos kilogramos son 3.560 gramos?*

3.2. Cálculos en administración de medicación por vía oral

Ejercicio de ejemplo 1. El tratamiento farmacológico de Carolina, embarazada de 15 semanas, indica lo siguiente: «administrar metoclopramida, jarabe (1 mg/mL), vo, 5 mL, c/8h, 30 min ac». a) ¿Qué significa esta prescripción? b) ¿Cuántos miligramos se administra en total durante un día? c) ¿Por qué se debe administrar antes de las comidas? d) ¿Se considera una prescripción segura para el embarazo?

a) La prescripción implica que Carolina debe tomarse 5 mililitros de jarabe de metoclopramida cada 8 horas. No obstante, al indicarse que debe administrarse 30 minutos antes de las comidas, entonces las tomas coinciden con el desayuno, almuerzo y cena.

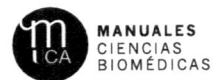
b) Al existir 3 administraciones del medicamento a lo largo del día y al establecerse una equivalencia sencilla entre miligramos y mililitros en el jarabe, el cálculo es el siguiente:

$$x_{Dosis\ diaria} = \frac{5\ mL}{8\ h} \times \frac{24\ h}{1\ día} \times \frac{1\ mg}{1\ mL} = 15\ mg/día$$

c) Dado que se trata de un medicamento que se administra por vía oral, presenta un periodo de latencia, de tal manera que se intenta coincidir en tiempo la posible aparición de náuseas con el efecto antiemético de la metoclopramida.

d) Se ha demostrado que la metoclopramida es un fármaco cuyo beneficio/riesgo es adecuado para el embarazo. No obstante, también depende de la etapa del embarazo: se desaconseja su uso en el tercer trimestre debido al riesgo de efectos extrapiramidales en el recién nacido (conllevando a una monitorización neonatal). En cuanto a la cantidad de metoclopramida, se está empleando la dosis mínima eficaz para Carolina, reduciendo el riesgo de complicaciones.

Ejercicio de ejemplo 2. Amable acude a su centro de salud y presenta un tratamiento pautado diario de paracetamol 500 mg, vo, 2 comp., c/6 horas; además de metamizol 575 mg, 1 cap., c/8 horas. Se encuentra preocupado porque tiene que despertarse varias veces durante la noche para poder administrarse los medicamentos. a) ¿Cuántos comprimidos y cápsulas se está tomando al día? b) ¿Cuál es la dosis diaria en miligramos administrada de paracetamol y metamizol? c) ¿Se supera la dosis máxima por toma y cada día para cada medicamento? d) ¿Cuál sería la pauta horaria más adecuada para evitar que tenga que despertarse lo mínimo posible durante la noche?

a) Aunque es sencillo el cálculo mental, se expresa aritméticamente a continuación, teniendo en cuenta que la conversión a 1 día se tiene que realizar para los dos medicamentos de forma individual (Brindley, 2017):

$$x_{Paracetamol} = \frac{2\ comp.\ paracetamol}{6\ h} \times \frac{24\ h}{1\ día} = 8\ comprimidos/día$$

$$x_{Metamizol} = \frac{1 \, cap. \, metamizol}{8 \, h} \times \frac{24 \, h}{1 \, día} = 3 \, cápsulas/día$$

$$x = 8 + 3 = 11 \, comprimidos \, y \, cápsulas/día$$

b) Se puede enfocar de dos formas. La primera consistiría en partir desde los datos ofrecidos en el enunciado del ejercicio:

$$x_{Paracetamol} = \frac{500 \, mg}{1 \, cap} \times \frac{2 \, cap}{6 \, horas} \times \frac{24 \, horas}{1 \, día} = 4.000 \, mg/día$$

$$x_{Metamizol} = \frac{575 \, mg}{1 \, cap} \times \frac{1 \, cap}{8 \, horas} \times \frac{24 \, horas}{1 \, día} = 1.725 \, mg/día$$

La segunda forma sería aprovechar los resultados del apartado anterior para calcular rápidamente la dosis diaria:

$$x_{Paracetamol} = \frac{8 \, comp.}{1 \, día} \times \frac{500 \, mg}{1 \, comp.} = 4.000 \, mg/día$$

$$x_{Metamizol} = \frac{3 \, cap.}{1 \, día} \times \frac{575 \, mg}{1 \, cap.} = 1.725 \, mg/día$$

c) Si consultamos las fichas técnicas de paracetamol 500 miligramos en comprimidos, se observa que la dosis máxima por toma es de 1 gramo, mientras que la dosis máxima diaria varía entre 3-4 gramos según la forma farmacéutica (en comprimidos exclusivos de 500 miligramos, los 4 gramos diarios) (AEMPS, 2017). Por lo tanto, podemos concluir, respecto a la posología del paracetamol pautado, que se mantiene en los valores seguros (aunque sí es cierto que se trata de las dosis máximas por toma y diariamente). En cuanto al metamizol, se puede administrar esa dosis única hasta 6 veces al día (cada 4 horas), con una dosis máxima diaria de 3.450 miligramos. En consecuencia, la dosis de metamizol es adecuada, sin llegar a las cifras máximas.

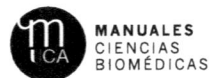
d) Se trata de una de las prescripciones más conocidas en la combinación de analgésicos. El principal problema para la persona es encontrar un horario adecuado que le permita descansar durante la noche. Aunque existen varias soluciones, la habitual es la siguiente:

$$Paracetamol = 0{:}00 - 6{:}00 - 12{:}00 - 18{:}00$$
$$Metamizol = 1{:}00 - 9{:}00 - 17{:}00$$

Debido a esta organización horaria, se consigue un periodo de descanso de hasta 5 horas durante la noche sin administrarse simultáneamente los dos fármacos, con una interrupción del sueño puntual a las 6:00. Aunque puede administrarse ambos medicamentos, ya que no existen incompatibilidades declaradas y podría facilitar mayor tiempo de descanso durante la noche, es recomendable que no coincidan en ninguna hora para asegurarse que la persona siempre se mantiene en el margen terapéutico de la analgesia.

Ejercicio de ejemplo 3. El médico le ha prescrito a Marta 2 gramos de ampicilina al día (2 gr/día) vía oral cada 6 horas. Cuando va a la farmacia a comprar la medicación le dispensan una caja de ampicilina 500 mg en cápsulas. Acude al centro de salud porque no sabe cuántas cápsulas debe de tomar.

En este caso, lo adecuado es realizar el cambio de unidad para que coincida la unidad del sistema métrico del medicamento y de la prescripción para evitar errores en la dosificación. Por tanto, primero se debe realizar el cambio de unidad: los 2 gramos de ampicilina que debe tomar al día se convierten en miligramos.

$$x_{Ampicilina} = \frac{2\ g}{1\ día} \times \frac{1.000\ mg}{1\ g} = 2.000\ mg\ de\ ampicilina/día$$

A continuación, lo dividimos entre las tomas que tiene pautadas al día. Como está prescrito cada 6 horas, serían 4 tomas.

$$x_{Ampicilina} = \frac{2.000\ mg}{4\ tomas} = 500\ mg\ de\ ampicilina/toma$$

Por tanto, deberá tomar una cápsula de ampicilina 500 miligramos cada 6 horas.

Ejercicio de ejemplo 4. Lucía presenta un tratamiento farmacológico consistente en 1.750 mg de amoxicilina al día repartido en 3 tomas. Tenemos disponible en la unidad una suspensión de amoxicilina de 250 mg / 5 ml. a) ¿Cuántos ml debe tomar cada 8 h? b) Teniendo en cuenta que Lucía pesa 35 kg y que la dosis máxima diaria de amoxicilina son 100 mg por kilogramo de peso corporal, ¿se supera la dosis máxima diaria?

a) Debemos conocer los miligramos que debe tomar en 1 toma, para ellos se divide los miligramos prescritos al día entre el número de tomas.

$$x_{Volumen} = \frac{1.750\ mg}{3\ tomas} = 583,33\ mg/toma$$

Al tratarse de una suspensión, se tiene que tener en consideración la concentración del medicamento para poder calcular los mililitros que se deben administrar.

$$250\ mg \rightarrow 5\ mL$$
$$583,33\ mg \rightarrow X\ mL$$

$$x_{Volumen} = \frac{250\ mg}{583,33\ mg} = \frac{5\ mL}{¿?\ mL}$$

$$x_{Volumen} = \frac{583,33\ mg \times 5\ mL}{250\ mg} = 11,66\ mL \approx 12\ mL$$

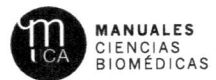

12 mililitros aproximados de suspensión de amoxicilina se administran cada 8 horas. Si se dispusiese de jeringas de reducida capacidad (1 o 2 mililitros), podría ser posible administrar 11,66 mililitros. Normalmente, las pautas de cada 8 horas de forma ambulatoria se reparten de la siguiente manera: 8:00 h - 16:00 h - 00:00 h.

b) Para saber si se supera la dosis máxima, se debe multiplicar el peso corporal de Lucía por los 100 miligramos que se pueden tomar por kilogramo de peso corporal.

$$x_{Amoxicilina} = 35\ kg\ \times\ 100\ mg = 3.500\ mg\ según\ el\ peso\ de\ Lucía$$

El resultado de 3.500 miligramos sería la dosis máxima que podría tomar Lucía al día. Como la prescripción es de 1.750 mg al día, no supera la dosis máxima diaria.

Ejercicios prácticos:

- *Ejercicio práctico 3.2.1. Francisco presenta un tratamiento anticoagulante consistente en acenocumarol 3,5 mg/día por vía oral. Disponemos de comprimidos de 1 mg. ¿Cuántos comprimidos son necesarios para la administración diaria?*

- *Ejercicio práctico 3.2.2. María presentó una lesión dérmica que fue resuelta mediante cirugía menor en un centro de salud. Para la analgesia, se le pautó paracetamol 500 mg, vía oral, 1-1-2. a) ¿Cuántos comprimidos se administró en la cena? b) ¿Cuántos gramos se administra diariamente?*

- *Ejercicio práctico 3.2.3. Atenea se encuentra actualmente ingresada en la unidad de Cirugía General del hospital. Hace una hora, se cambió su tratamiento farmacológico por vía intravenosa a vía oral. En la actualización, la prescripción indica: «amoxicilina y ácido clavulánico diario en comprimidos, 1.500 mg / 375 mg». Disponemos de comprimidos de 500 mg / 125 mg. a) ¿Cuántas veces se administra al día el fármaco? b) ¿Sería posible la administración si solo contamos con comprimidos de 875 mg / 125 mg?*

- *Ejercicio práctico 3.2.4. Javier acude al centro de salud porque no tiene clara la posología de los medicamentos que debe ingerir, por lo que también se los ha traído. En las instrucciones, aparece lo siguiente «acetilcisteína 200 mg c/8h y paracetamol 500 mg c/8h». Las formas farmacéuticas que dispone son acetilcisteína 20 mg/mL (jarabe con jeringa dosificadora) y paracetamol 1 g (comprimidos ranurados). a) ¿Cuántos mililitros de acetilcisteína debe administrarse cada vez? b) ¿Se puede partir el paracetamol por la ranura para dividir la dosis a la mitad? c) ¿Existen interacciones entre ambos medicamentos?*

- *Ejercicio práctico 3.2.5. Julia padece una infección tuberculosa desde hace 4 meses. Para su tratamiento, se le prescribió 60 mg de rifampicina cada día, una vez al día; así como 300 mg de isoniacida cada día, una vez al día. Julia dispone de un jarabe de rifampicina al 2% y comprimidos de rifampicina 300 mg. ¿Cuántos mililitros de jarabe debe tomar al día Julia?*

- *Ejercicio práctico 3.2.6. Alba presenta fiebre y tiene una prescripción de 3 g de paracetamol vía oral al día, dividido en 3 tomas. El paracetamol del que disponemos en la unidad contiene 500 mg un 1 comprimido. a) ¿Cuántos miligramos debemos administrar en cada toma? b) ¿Cuántos comprimidos debe tomar en cada toma?*

- *Ejercicio práctico 3.2.7. Pablo acude a la consulta de enfermería para preguntar sobre el tratamiento que le ha prescrito el médico. En la prescripción aparece que debe tomar 0,5 mg de digoxina al día vía oral. El medicamento que trae a consulta es un envase con comprimidos de digoxina de 0,25 mg cada comprimido. a) ¿Cuántos comprimidos debe tomar en cada toma? b) ¿Cuántas veces al día?*

- *Ejercicio práctico 3.2.8. En la hoja de tratamiento de Macarena aparece que debemos administrar 4 mg de ondansetrón vía oral antes de administrar la quimioterapia. El medicamento lo tenemos disponible en comprimidos de 8 mg de ondansetrón. a) ¿Cuántos comprimidos debemos administrar? b) ¿Sería posible dada la forma farmacéutica? Razona la respuesta.*

- *Ejercicio práctico 3.2.9. En la hoja de tratamiento de Paula aparece que debemos administrar 1 g de cefuroxima vía oral repartido en 2 tomas. El medicamento que tenemos disponible es una suspensión de 250 mg / 5 mL de cefuroxima. a) ¿Cuántos miligramos debemos administrar al día? b) ¿Cuántos miligramos*

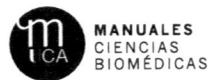
debemos administrar en 1 toma? c) ¿Cuántos mililitros debemos administrar en 1 toma?

- *Ejercicio práctico 3.2.10. En la hoja de tratamiento de Mateo aparece que debemos administrar 0,25 miligramos al día de digoxina. El medicamento que tenemos disponible es una solución oral de 0,05 mg/mL de digoxina. ¿Cuántos mililitros debemos administrar al día?*

3.3. Cálculos en administración por vía intravenosa (mL/h)

3.3.1. Intermitente

Ejercicio de ejemplo 1. Se prescriben 1.000 mg de metamizol (1 amp = 2 g / 5 mL) diluido en suero fisiológico 0,9% 100 mL por vía intravenosa para ser administrado a Gustavo durante 40 minutos. a) ¿Cuántos mililitros se extraerán de la ampolla? b) ¿Cuál sería la velocidad de infusión?

Antes de iniciar la resolución del ejercicio, metamizol es un analgésico y antitérmico del grupo de los antiinflamatorios no esteroideos (AINE). En las fichas técnicas de este medicamento (AEMPS, 2017), se indica que la dosis máxima única puede llegar a ser de 2.480 mg, mientras que la dosis máxima diaria alcanza los 5.000 mg dependiendo de la intensidad de dolor que padezca la persona que reciba este tratamiento farmacológico.

a) Resolvemos el volumen a extraer de la ampolla. Podemos realizarlo mediante regla de tres simple directa o factores de conversión.

Factores de conversión:

$$x_{Volumen} = 1.000 \, mg \times \frac{1 \, g}{1.000 \, mg} \times \frac{5 \, mL}{2 \, g} = 2,5 \, mL$$

Regla de tres simple directa:

$$x_{Cantidad} = 2\ g \times \frac{1.000\ mg}{1\ g} = 2.000\ mg$$

$$2.000\ mg \rightarrow 5\ mL$$
$$1.000\ mg \rightarrow X\ mL$$

$$x_{Volumen} = \frac{5\ mL\ \times\ 1.000\ mg}{2.000\ mg} = 2,5\ mL$$

b) Una vez que hemos extraído 2,5 mililitros de la ampolla, se deberá diluir el contenido en los 100 mililitros de suero fisiológico:

$$x_{Volumen} = 100\ mL + 2,5\ mL = 102,5\ mL$$

En el caso de un adulto, se trata de un volumen que se puede obviar al ser ínfimo con respecto al volumen que posee el espacio intravascular, pero en caso de ser un paciente pediátrico con un margen mucho más limitado, es muy importante tener en cuenta todos los volúmenes. A partir de ahora, deberá calcularse la velocidad de infusión en mL/h para solo 40 minutos, teniendo en cuenta que ya conocemos tres datos:

$$x_{Velocidad} = \frac{102,5\ mL}{40\ min} \times \frac{60\ min}{1\ h} = 153,75\ mL/h \approx 154\ mL/h$$

Alternativamente, 40 minutos puede fraccionarse fácilmente teniendo en cuenta que 60 minutos es 1 hora (por lo tanto, 40 minutos son ⅔ de hora). Por lo tanto, para estos contextos existe este método de cálculo teniendo en cuenta que existen divisores sencillos a 60 minutos: 5 ($^{1}/_{12}$ de hora), 10 (⅙ de hora), 15 (¼ hora), 20 (⅓ de hora), 30 (½ de hora) y 40 (⅔ de hora) minutos:

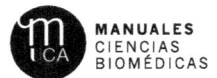

$$x_{Velocidad} = \frac{102{,}5 \; mL}{\frac{2}{3} \; h} = 153{,}75 \; mL/h \approx 154 \; mL/h$$

De hecho, se pueden sumar divisores más pequeños que equivalgan a 40 minutos, obteniendo el mismo resultado en el denominador. Por ejemplo, el equivalente a la suma de 5, 15 y 20 minutos empleando el mínimo común múltiplo (dado que estas fracciones de tiempo presentan distinto denominador) y reduciendo el resultado de la fracción resultante, se vuelve a obtener ⅔, el equivalente a 40 minutos en 1 hora:

$$x_{Velocidad} = \frac{102{,}5 \; mL}{\frac{1}{12} + \frac{1}{4} + \frac{1}{3} \; h} = \frac{102{,}5 \; mL}{\frac{8}{12} \; h} = \frac{102{,}5 \; mL}{\frac{2}{3} \; h} = 153{,}75 \; mL/h \approx 154 \; mL/h$$

Ejercicio de ejemplo 2. En la hoja de tratamiento de Marta aparece que debemos administrar 0,5 g de levetiracetam diluido en suero fisiológico 0,9% 100 mL cada 12h, y debe ser administrado en 30 min. El medicamento lo tenemos disponible en un vial con una concentración de 500mg/5mL. a) ¿Cuántos mililitros se extraerán de la ampolla? b) ¿Cuál sería la velocidad de infusión?

a) Primero resolvemos el volumen a extraer de la ampolla. En este caso, en la hoja de tratamiento aparece la dosis que debemos administrar del principio activo en gramos, como no coincide con la unidad de medicamento, debemos realizar primero el cambio de unidad para que coincidan, y luego calcular el volumen.

$$x_{Cantidad} = 0{,}5 \; g \times \frac{1.000 \; mg}{1 \; g} = 500 \; mg$$

$$x_{Volumen} = 500 \; mg \times \frac{5 \; mL}{500 \; mg} = 5 \; mL$$

b) Una vez que hemos extraído los 5 mililitros de la ampolla, se deberá diluir el contenido en los 100 mililitros de suero fisiológico:

$$x_{Volumen} = 100 \; mL + 5 \; mL = \; 105 \; mL$$

Teniendo en cuenta la fórmula para calcular la velocidad de infusión:

$$x_{Velocidad} = \frac{105 \; mL}{30 \; min} \times \frac{60 \; min}{1 \; h} = 210 \; mL/h$$

Ejercicio de ejemplo 3. Acudimos a la habitación de Lucas y observamos que presenta náuseas y vómitos. Tras consultar la hoja de tratamiento, vemos que está indicado administrar 4 mg de ondansetrón IV intermitente en 100 mL de suero fisiológico al 0,9% si presenta náuseas o vómitos, debiendo ser administrado en 15 min. El medicamento lo tenemos disponible en un vial con una concentración de 8 mg / 4 mL. a) ¿Cuántos mililitros se extraerán de la ampolla? b) ¿Cuál sería la velocidad de infusión?

a) Primero resolvemos el volumen a extraer de la ampolla. En este caso, utilizaremos una regla de tres simple directa para calcular los mililitros que debemos diluir en el SF.

$$\begin{array}{l} 8 \; mg \rightarrow 4 \; mL \\ 4 \; mg \rightarrow x \; mL \end{array} \qquad x_{Volumen} = \frac{4 \; mL \; \times \; 4 \; mg}{8 \; mg} = 2 \; mL$$

b) Una vez que hemos extraído los 2 mililitros de la ampolla, se deberá diluir el contenido en los 100 mililitros de suero fisiológico:

$$x_{Volumen} = 100 \; mL + 2 \; mL = \; 102 \; mL$$

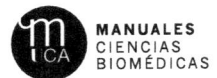

Teniendo en cuenta la fórmula para calcular la velocidad de infusión:

$$x_{Velocidad} = \frac{102\ mL}{15\ min} \times \frac{60\ min}{1\ h} = 408\ mL/h$$

Ejercicio de ejemplo 4. Víctor está padeciendo bronconeumonía. Debido a su condición clínica y tras los resultados de un antibiograma, se le prescribe 60 mg de tobramicina diluido en 100 mL de suero glucosado 5% cada 8 horas durante 7 días (1 ampolla equivale a 100 mg de tobramicina en 2 mL). Los horarios de administración son: 9:00, 17:00 y 1:00. a) ¿Es posible la disolución de tobramicina en suero glucosado 5%? b) ¿Cuántos mL en total se administran a las 9:00? c) ¿Cuántas ampollas son necesarias para la administración de las 17:00? d) ¿Cuántos gramos de tobramicina recibe el paciente durante toda la semana? e) ¿Cuántas ampollas deben usarse en total durante la semana? f) Si cada ampolla de tobramicina tiene un precio de 1,53€, ¿cuánto gasto sanitario supone el tratamiento farmacológico en total?

a) Sí, es posible diluir la tobramicina en suero glucosado 5% o bien en suero fisiológico 0,9%, tanto en viales 50 mililitros como de 100 mililitros, tal y como queda reflejado en las fichas técnicas de esta forma farmacéutica del medicamento (AEMPS, 2017).

b) Debemos tener presente que, por un lado, contamos con una ampolla de 2 mililitros, mientras que, por otro lado, disponemos de un suero glucosado 5% con un volumen de 100 mililitros. Sin embargo, no se usa todo el contenido de la ampolla, así que habrá que determinar el volumen que se extrae de ella:

$$x_{Volumen} = 60\ mg \times \frac{2\ mL}{100\ mg} = 1,2\ mL$$

Ahora, solo hay que sumar ese volumen con el homónimo al suero:

$$x_{Volumen} = 1,2\ mL + 100\ mL = 101,2\ mL \approx 101\ mL$$

c) La administración es idéntica con respecto a las 9:00, así que seguimos necesitando solo 1 ampolla. El contenido restante de la ampolla (0,8 mililitros) no se almacena para la siguiente hora de administración y debe desecharse según las fichas técnicas del medicamento (punto 6.6: «Precauciones especiales de eliminación y otras manipulaciones») (AEMPS, 2017).

d) Sabemos que se administran 60 miligramos de tobramicina cada 8 horas a Víctor, así que solo hay que establecer la equivalencia proporcional pasando las unidades de cantidad y tiempo:

$$x_{Dosis} = \frac{60\ mg}{8\ h} \times \frac{24\ h}{1\ día} \times \frac{7\ días}{1\ semana} \times \frac{1\ g}{1.000\ mg} = 1,26\ g/semana$$

e) Teniendo en cuenta la respuesta del apartado c), en cada administración se utiliza una ampolla:

$$x_{Dosis} = \frac{1\ amp}{8\ h} \times \frac{24\ h}{1\ día} \times \frac{7\ días}{1\ semana} = 21\ ampollas/semana$$

f) Retomando la solución del apartado anterior, el cálculo sería el siguiente:

$$x_{Gasto} = \frac{21\ amp}{1\ semana} \times \frac{1,53€}{1\ amp} = 32,13€/semana$$

Nótese que este gasto es atribuido exclusivamente al medicamento, por lo que debe reflexionarse sobre el coste relacionado con dicho tratamiento farmacológico (uso de bomba volumétrica o regulador de flujo, los viales de suero glucosado 5%, el sistema de gotero, recursos humanos…) para tener en cuenta que el gasto sanitario del medicamento solo supone un pequeño porcentaje respecto al total de todo el tratamiento.

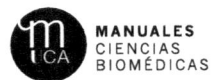

Ejercicio de ejemplo 5. Matías padece una infección leve durante su ingreso hospitalario. Para su tratamiento, se debe administrar una ampolla de Soltrim© (800 mg de sulfametoxazol / 160 mg de trimetoprima en 6 mililitros) cada 12 horas, diluido en 250 mililitros de suero fisiológico 0,9% a pasar en 90 minutos. a) ¿Cuál es el procedimiento de extracción de ambas sustancias? b) ¿Cuál es la velocidad de infusión cada vez que se administra?

a) La ficha técnica del medicamento especifica claramente que el sulfametoxazol se encuentra en el vial en forma de polvo liofilizado, mientras que la trimetoprima se localiza en la ampolla (AEMPS, 2017). Por lo tanto, la ampolla no contiene solo agua para inyección, ya que, aunque vaya a ser el disolvente para el sulfametoxazol, también contiene la trimetoprima. Al utilizar el contenido de la ampolla de 5 mililitros en el vial, se extrae un total de 6 mililitros (ya que esa disolución contará tanto con el sulfametoxazol como la trimetoprima).

b) Aunque no es habitual la administración intermitente de fármacos en envases de suero fisiológico 0,9% de 250 mililitros, sí es recomendable para algunos casos de sobredosificación en periodos cortos de tiempo, siendo la vancomicina el ejemplo más característico (para la prevención del «síndrome del cuello rojo»), o en este caso, al no existir un antídoto específico frente a esta clase de antibiótico, requiriéndose de un tratamiento sintomático. Al solo preguntarse sobre la velocidad de infusión, tomamos en consideración el volumen total y el tiempo a administrar (que deberá convertirse a horas):

$$x_{Volumen} = 250\ mL\ + 6\ mL = 256\ mL$$

$$x_{Velocidad} = \frac{256\ mL}{90\ min} \times \frac{60\ min}{1\ h} = 170,67\ mL/h \approx 171\ mL/h$$

3.3.2. Continua

Ejercicio de ejemplo 1. Calcula las velocidades de infusión en mL/h de suero fisiológico 0,9% cuando se administran 500, 1.000, 1.500, 2.000 o 2.500 mililitros diarios.

Se trata de uno de los cálculos más utilizados por los profesionales de enfermería en las unidades hospitalarias. Existen dos formas de solucionar este ejercicio. La primera forma sería la metodología tradicional de cálculo:

$$x_{500\ mL} = 1\ h \times \frac{500\ mL}{24\ h} = 20{,}83\ mL/h \approx 21\ mL/h$$

$$x_{1.000\ mL} = 1\ h \times \frac{1.000\ mL}{24\ h} = 41{,}67\ mL/h \approx 42\ mL/h$$

$$x_{1.500\ mL} = 1\ h \times \frac{1.500\ mL}{24\ h} = 62{,}50\ mL/h \approx 63\ mL/h$$

$$x_{2.000\ mL} = 1\ h \times \frac{2.000\ mL}{24\ h} = 83{,}33\ mL/h \approx 83\ mL/h$$

$$x_{2.500\ mL} = 1\ h \times \frac{2.500\ mL}{24\ h} = 104{,}17\ mL/h \approx 104\ mL/h$$

La segunda forma toma en cuenta que los volúmenes de 1.000, 1.500, 2.000 y 2.500 mililitros son múltiplos de 500 mililitros:

$$x_{500\ mL} = 1\ h \times \frac{500\ mL}{24\ h} = 20{,}83\ mL/h \approx 21\ mL/h$$

$$x_{1.000\ mL} = 20{,}83\ mL/h \times 2 = 41{,}67\ mL/h \approx 42\ mL/h$$

$$x_{1.500\ mL} = 20{,}83\ mL/h \times 3 = 62{,}50\ mL/h \approx 63\ mL/h$$

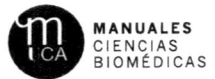
$$x_{2.000\ mL} = 20,83\ mL/h \times 4 = 83,33\ mL/h \approx 83\ mL/h$$

$$x_{2.500\ mL} = 20,83\ mL/h \times 5 = 104,17\ mL/h \approx 104\ mL/h$$

Una regla mnemotécnica para este caso es aumentar 21 mL/h por cada suero de 500 mililitros que sea necesario infundir cada día, ya que se aproxima mucho a los resultados finales.

Ejercicio de ejemplo 2. En la hoja de tratamiento con fluidoterapia de Germán aparece que debemos administrar, por una de las dos vías intravenosas que presenta, 1.500 mililitros de suero fisiológico 0,9% cada 24 horas, mientras que en la otra se debe infundir 500 mililitros de suero glucosado al 5% en 24 horas. a) ¿Qué volumen total en mililitros infundimos en 24 horas? b) ¿Cuál sería la velocidad de infusión del suero fisiológico? c) ¿Y del suero glucosado?

a) Para conocer el volumen total de los líquidos que vamos a infundir en 24 horas debemos de sumar ambos volúmenes de sueros.

$$x_{Volumen} = 1.500\ mL + 500\ mL = 2.000\ mL$$

b) Se calculará la velocidad de infusión del suero fisiológico teniendo en cuenta la fórmula para calcular la velocidad de infusión.

$$x_{Velocidad} = \frac{1.500\ mL}{24\ h} = 62,5\ mL/h \approx 63\ mL/h$$

c) De la misma manera, se calculará la velocidad de infusión del suero glucosado teniendo en cuenta la fórmula para calcular la velocidad de infusión.

$$x_{Velocidad} = \frac{500\ mL}{24\ h} = 20,83\ mL/h \approx 21\ mL/h$$

Ejercicio de ejemplo 3. Se le ha prescrito a Patricia, para el tratamiento con fluidoterapia, suero glucosado al 5% a una velocidad de 42 mL/h y suero fisiológico al 0,9% a 84 mL/h en 24h. a) ¿Cuánto volumen de SG y SF infundimos? b) ¿Qué volumen total infundimos en 24 horas?

a) Para conocer el volumen total de los líquidos que vamos a infundir en 24 horas, debemos multiplicar la velocidad de infusión por el tiempo en el que se administra.

$$x_{SG\ 5\%} = \frac{42\ mL}{1\ h} \times 24\ h = 1.008\ mL$$

$$x_{SF\ 0,9\%} = \frac{84\ mL}{1\ h} \times 24\ h = 2.016\ mL$$

b) Calculamos el volumen total a infundir sumando el volumen de cada suero:

$$x_{Volumen} = 1.008\ mL + 2.106\ mL = 3.024\ mL$$

Ejercicio de ejemplo 4. Carlos, tras su intervención quirúrgica, presenta un tratamiento basado en fluidoterapia consistente en suero Ringer Lactato, 1 L, a una velocidad de 185 mL/h. Se indica que, cuando finalice dicho suero, se administre suero fisiológico 0,9% a 30 mL/h. a) ¿Cuánto tiempo se tardaría en administrar el suero Ringer Lactato? b) ¿Cuánto volumen en mililitros se ha infundido desde el inicio de la administración de Ringer Lactato hasta 24 horas después?

a) Aunque el suero Ringer Lactato no tiene carácter coloidal, su uso, junto con Plasmalyte 148, está muy extendido en el postoperatorio inmediato, dado que son opciones más fisiológicas que el suero fisiológico 0,9% y mejoran ligeramente los parámetros hemodinámicos, especialmente en un momento en que se necesita una reposición de volumen en plasma sanguíneo debido a las pérdidas hemáticas de la intervención quirúrgica (Finfer et al., 2022). En cuanto a la respuesta a la pregunta, disponemos del volumen del suero y de la velocidad. Como

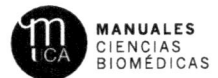

sospechamos que el resultado en horas será difícil de interpretar, se convertirá en minutos, aunque nos quedaremos con el dato de las horas para el siguiente apartado:

$$x_t = 1\ L \times \frac{1.000\ mL}{1\ L} \times \frac{1\ h}{185\ mL} \times \frac{60\ min}{1\ h} = 324,32\ min\ (5,41\ horas \approx 5\ h\ 25\ min)$$

b) Sabiendo el tiempo que tarda en infundirse el suero Ringer Lactato en Carlos, simplemente debemos restarle las horas (o minutos) que constan el día:

$$x_{Tiempo} = 24\ h - 5,41\ h = 18,59\ horas$$

Ahora que conocemos el tiempo de infusión del suero fisiológico, se puede resolver el volumen que se administra a Carlos, sabiendo su velocidad de administración:

$$x_{Volumen} = 18,59\ h \times \frac{30\ mL}{1\ h} = 557,84\ mL$$

Finalmente, sumamos los volúmenes de los sueros (realizando primero la conversión en mililitros del suero Ringer Lactato):

$$x_{Volumen} = 1\ L \times \frac{1.000\ mL}{1\ L} + 557,84\ mL = 1.557,84\ mL \approx 1.558\ mL$$

Ejercicio de ejemplo 5. Una prescripción indica las siguientes instrucciones: «administrar suero isotónico glucosalino 5%, 1.500 mL/día». No disponemos de suero glucosalino al 5%. a) ¿Cuál es la velocidad de infusión? b) ¿Cómo se podría preparar dicha fluidoterapia si no tenemos el suero disponible?

a) La velocidad de infusión se puede calcular sabiendo que un día consta de 24 horas:

$$x_{Velocidad} = \frac{1.500 \; mL}{1 \; día} \times \frac{1 \; día}{24 \; h} = 62,5 \; mL/h \approx 63 \; mL/h$$

b) En este caso, debemos recurrir a prepararlo manualmente. Para ello, debemos reflexionar sobre el suero. Por un lado, se trata de un suero isotónico, por lo que contiene 0,9% de NaCl. Por otro lado, incluye un 5% de glucosa:

$$x_{Cantidad} = \frac{500 \; mL}{1 \; suero} \times \frac{5 \; g}{100 \; mL} = 25 \; g$$

Necesitaríamos añadir 25 gramos de glucosa al suero fisiológico 0,9%. Sin embargo, tenemos diferentes presentaciones de suero glucosado (5%, 10%, 20%...). ¿Cuál presentación farmacéutica de suero glucosado sería la más adecuada en estos casos? La solución sería la que contenga una mayor concentración de glucosa, que en este caso sería al 50%. Su elección depende específicamente del disolvente del citado suero, ya que se trata de agua para inyección y es hipotónica con respecto al plasma sanguíneo. Por lo tanto, es importante añadir la menor cantidad de disolvente de suero glucosado al suero fisiológico 0,9% para reducir el riesgo de hiponatremia. Por lo tanto:

$$x_{Volumen} = 25 \; g \times \frac{100 \; mL}{50 \; g} = 50 \; mL$$

En consecuencia, estamos añadiendo solo un 10% de volumen adicional al suero fisiológico 0,9%. Si fuese suero glucosado 5%, habría que añadir 500 mililitros de volumen con esa concentración al suero fisiológico, por lo que realmente estaríamos convirtiendo la concentración de NaCl de 0,9% a 0,45% en un litro, porcentaje establecido comúnmente para sueros hipotónicos. Finalmente, debemos tener en cuenta que la mezcla de sueros (suero fisiológico 0,9% NaCl de 500 mililitros más suero glucosado 50% de 50 mililitros) puede ser ligeramente

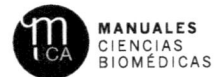
hipotónica, por lo que debe evitarse esta solución temporal en cuanto se disponga de suero glucosalino.

Ejercicio de ejemplo 6. Rocío ha sido ingresada en la Unidad de Cuidados Intensivos debido a un infarto agudo de miocardio, en el que posteriormente se produjo un episodio de hipertensión arterial. Para controlar los valores de tensión arterial, se le ha pautado una administración por vía intravenosa de labetalol a 15 mg/h. Disponemos de ampollas de labetalol a una concentración de 200 mg en 10 mL. a) ¿Cuál es la concentración de labetalol (mg/mL) a infundir según la situación clínica de Rocío? b) ¿Cuánto volumen de solución de labetalol habría que preparar para la administración continua? c) ¿Qué recomendaciones debemos mencionarle a Rocío durante este tratamiento? d) ¿Cuánto tiempo en horas tardaría en administrase un volumen de 300 mL en base a la concentración de labetalol para esta situación clínica y la velocidad de administración pautada?

a) Labetalol es uno de los medicamentos que, dada la situación clínica, la concentración a preparar de la misma puede ser diferente, por lo que se debe tener especial precaución en el volumen de disolvente final. Debido a ello, siempre es necesario consultar las fichas técnicas de los medicamentos para conocer si presenta dosificación especial. En este caso, la ficha técnica de labetalol indica que, en caso de pacientes con episodios hipertensivos tras un infarto agudo de miocardio, deben preparar una concentración de labetalol en perfusión intravenosa de 1 mg/mL.

b) Siguiendo la premisa anterior, la ficha técnica indica que, mientras se mantenga dicha concentración, se puede establecer el volumen que se precise. Es importante destacar que la ampolla de labetalol es de 200 mg en 10 mL, por lo que no cumple con esta proporcionalidad (1 mg/mL). Esto significa que, si extraemos el contenido entero de una ampolla (10 mL), tenemos que tener en cuenta que la disolución final debe ser de 200 mL, luego el disolvente (que puede ser suero glucosalino o suero glucosado 5%) que vayamos a emplear, debe tener un volumen de 190 mL (por lo tanto, si el envase tuviera 200 mL, habría que retirar previamente 10 mL). Si añadiésemos 200 mL de disolvente, estaríamos creando una disolución de 200 mg / 210 mL (20 mg / 21 mL), por lo que no se respetaría la proporcionalidad que exige la ficha técnica.

c) Según la ficha técnica de labetalol, Rocío deberá permanecer en decúbito supino o decúbito lateral izquierdo durante el tratamiento, y evitar levantarse antes de superarse las 3 primeras horas del tratamiento.

d) Como se ha comentado en el apartado b), para mantener la proporcionalidad en la concentración, la disolución final de labetalol es de 300 mg / 300 mL, por lo que habría que calcular el tiempo en base a la dosis horaria:

$$x_{Tiempo} = \frac{300\ mg}{300\ mL} \times \frac{1\ h}{15\ mg} = 20\ horas\ /\ 300\ mL$$

Ejercicios prácticos:

- *Ejercicio práctico 3.3.1. Mario se encuentra bajo tratamiento con fluidoterapia. Debemos administrar 2.000 mililitros de suero fisiológico al 0,9% y 500 mililitros de suero glucosado al 5% en 24 horas. a) ¿Qué volumen total infundimos en 24 horas? b) ¿Cuál sería la velocidad de infusión del suero fisiológico? c) ¿Y del glucosado?*

- *Ejercicio práctico 3.3.2. Debemos administrar a Juan 1.000 mililitros de suero fisiológico 0,9% en 24 horas. a) ¿Cuál sería la velocidad de infusión? c) ¿Y si lo debemos administrar en 12 horas?*

- *Ejercicio práctico 3.3.3. En la hoja de tratamiento de Carolina aparece que debemos administrar 2 g de ceftriaxona diluido en 50 mililitros de suero fisiológico 0,9% cada 24h, y debe ser administrado en 20 min. El medicamento lo tenemos disponible en un vial de polvo contiene 2 g de ceftriaxona. a) ¿Cuántos mililitros se extraerán del vial? b) ¿Cuál sería la velocidad de infusión?*

- *Ejercicio práctico 3.3.4. Francisco tiene prescrito, para el tratamiento con fluidoterapia, suero glucosado al 5% a una velocidad de 21 mL/h y suero fisiológico al 0,9% a 63 mL/h en 24h. a) ¿Cuánto volumen de SG y SF infundimos? b) ¿Qué volumen total infundimos en 24 horas?*

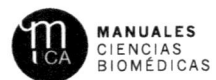

- *Ejercicio práctico 3.3.5. En la hoja de tratamiento de Ana aparece que debemos administrar suero fisiológico al 0,9% a una velocidad de 105 ml/h en 24h. a) ¿Cuánto volumen de SF infundimos? b) ¿Cuántos sueros de 500 mililitros administramos en 24 horas?*

- *Ejercicio práctico 3.3.6. Se pauta suero fisiológico 0,9% a una velocidad de 50 mL/h. a) ¿Cuánto volumen se administra en 48 horas? b) Si aparte de este suero, también se infunde suero glucosado 10% a 18 mL/h, ¿cuánto volumen total se administraría en 12 horas?*

- *Ejercicio práctico 3.3.7. Sebastián se encuentra ingresado en el hospital a causa de una neumonía. Se le ha prescrito 500 mg de claritromicina cada 12 horas. La ficha técnica indica que se debe reconstituir el vial de claritromicina en polvo liofilizado en 10 mililitros de agua para inyección, y luego disolverse en 250 mililitros en suero fisiológico 0,9%, a administrar en 60 minutos. a) ¿Cuánta cantidad de claritromicina existe tras reconstituirse con agua para inyección? b) ¿Cuál es la velocidad de infusión de este tratamiento? c) ¿Cuánto volumen se infunde al día?*

- *Ejercicio práctico 3.3.8. Patricia se encuentra ingresada en oncología a la espera de recibir un tratamiento basado en quimioterapia por vía intravenosa. Para prevenir la posible deshidratación debida a los efectos secundarios de la misma, se aumenta la velocidad de administración del suero fisiológico 0,9% de 83 mL/h hasta los 100 mL/h. a) ¿Cuánto volumen diario se administraba de suero fisiológico 0,9% previo al aumento de la velocidad? b) Si la quimioterapia se inició 3 días después del aumento de la velocidad de infusión, ¿cuánto volumen extra se ha infundido en esos 3 días con el aumento de velocidad?*

- *Ejercicio práctico 3.3.9. Debido a una reducción de presión arterial hasta los 50/30 mm Hg en Lorena, se va a proceder a traer una solución coloidal del almacén de la unidad hospitalaria. Mientras tanto, Lorena se encuentra con una infusión de suero fisiológico 0,9%, por lo que se sube la velocidad hasta los 600 mL/h mientras tanto. a) ¿Cuánto volumen se infunde al paciente si tardamos 10 minutos en traer a la habitación hospitalaria la solución coloidal? b) ¿Es posible la administración de este volumen en ese periodo corto de tiempo?*

- *Ejercicio práctico 3.3.10. Valeria mantiene una perfusión de suero glucosado 5% a 42 mL/h. Tres veces al día, se le administra paracetamol 1 g en 100 mililitros a infundir en 60 minutos cada uno, interrumpiendo la perfusión de suero durante los periodos de esa administración. ¿Cuánto volumen recibe teóricamente al día por vía intravenosa?*

3.4. Cálculos en administración por vía intravenosa (got/min)

3.4.1. Intermitente

Ejercicio de ejemplo 1. ¿Cuántos mililitros son... a) 1 gota en un sistema de macrogoteo de 15 got/mL? b) 1 gota en un sistema de macrogoteo de 20 got/mL? c) 1 microgota?

a) Conociendo tres datos, el cálculo es simple:

$$x_{Volumen} = 1 \ got \times \frac{1 \ mL}{15 \ got} = 0,067 \ mL$$

b) Este supuesto es idéntico al anterior, pero teniendo en cuenta que se trata del sistema de macrogoteo más empleado en la administración de fluidoterapia por vía intravenosa:

$$x_{Volumen} = 1 \ got \times \frac{1 \ mL}{20 \ got} = 0,05 \ mL$$

c) Con respecto a un sistema de microgoteo, que supone 60 got/mL, se vuelve a realizar el mismo procedimiento:

$$x_{Volumen} = 1 \ got \times \frac{1 \ mL}{60 \ got} = 0,016 \ mL$$

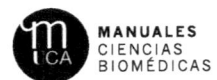
Ejercicio de ejemplo 2. Marina mantiene una pauta farmacológica de 500 mililitros de suero fisiológico al 0,9% en 60 minutos. Si se usa un sistema de infusión de microgotas, ¿a qué velocidad se infunde? ¿Y en caso de usar un sistema de macrogoteo habitual?

Para realizar el cálculo se multiplica el volumen total a infundir por el factor de goteo que se utilice y se divide entre el tiempo a infundir en minutos. Recordemos que en un sistema de microgoteo el factor de goteo es 60 microgotas/mL y en macrogoteo habitual son 20 macrogotas/mL (Brindley, 2018).

$$x_{Velocidad} = \frac{500 \; mL \; x \; 60 \; microgotas/mL}{60 \; min} = 500 \; microgotas/min$$

$$x_{Velocidad} = \frac{500 \; mL \; x \; 20 \; macrogotas/mL}{60 \; min} = 166,66 \; macrogotas/min$$
$$\approx 167 \; macrogotas/min$$

Ejercicio de ejemplo 3. A Cristina se le ha prescrito 1.000 mililitros de suero glucosado al 5% en 30 minutos. Si se usa un sistema de infusión de microgotas, ¿a qué velocidad se infunde? ¿Y en caso de usar un sistema de macrogoteo habitual?

Para realizar el cálculo, se multiplica el volumen total a infundir por el factor de goteo que se utilice y se divide entre el tiempo a infundir en minutos.

$$x_{Velocidad} = \frac{1.000 \; mL \; x \; 60 \; microgotas/mL}{30 \; min} = 2.000 \; microgotas/min$$

$$x_{Velocidad} = \frac{1.000 \; mL \; x \; 20 \; macrogotas/mL}{30 \; min} = 666,66 \; macrogotas/min$$
$$\approx 667 \; macrogotas/min$$

Ejercicio de ejemplo 4. Rocío se encuentra bajo tratamiento farmacológico con omeprazol 20 mg por vía intravenosa. Se indica que debe disolverse el medicamento en 5 mililitros de suero fisiológico 0,9% y luego añadirse a un vial de 100 mililitros de suero fisiológico 0,9%. La administración deberá realizarse en 20 minutos. a) ¿Es correcta la prescripción? b) ¿Cuál es la velocidad de infusión utilizando solo un sistema de macrogoteo (20 got/mL)?

a) La prescripción es correcta según las fichas técnicas de este medicamento, y se indica claramente que ese es el procedimiento de preparación del fármaco. Únicamente existe la alternativa de reconstituirse mediante suero glucosado 5% en vez de suero fisiológico 0,9% (AEMPS, 2017).

b) En primer lugar, debemos tener en cuenta que el volumen total no es el vial de 100 mililitros, ya que estamos añadiendo más volumen:

$$x_{Volumen} = 5\ mL + 100\ mL = 105\ mL$$

A continuación, para no dificultar la legibilidad de la solución, calculamos, como paso intermedio, la velocidad en mL/h:

$$x_{Velocidad} = \frac{105\ mL}{20\ min} \times \frac{60\ min}{1\ h} = 315\ mL/h$$

Ahora solo falta la conversión a got/min (Trim, 2004):

$$x_{Velocidad} = \frac{315\ mL\ \times\ \dfrac{20\ got}{1\ mL}}{1\ h\ \times\ \dfrac{60\ min}{1\ h}} = 105\ got/min$$

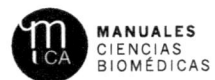

Ejercicio de ejemplo 5. Se pauta la administración de metronidazol 500 mg (5 mg/mL) cada 6 horas a Antonio, de 20 años, debido a una infección digestiva. En cada infusión, se emplea un envase de 100 mililitros de suero fisiológico 0,9% a pasar en 2 horas. a) ¿Cuántas gotas de metronidazol contiene el envase de 100 mililitros si se usa un sistema de microgoteo? b) ¿Cuál es la velocidad de infusión en got/min cada vez que se administra metronidazol en un sistema de macrogoteo (20 got/mL)? c) ¿Cuántas gotas se administran al día en caso de emplearse un sistema de macrogoteo (20 got/mL)? d) ¿Se mantiene la posología dentro del margen terapéutico del fármaco?

a) Teniendo en cuenta que sabemos el contenido del envase y el factor de goteo de un sistema de microgoteo, la solución sería la siguiente:

$$x_{Volumen} = 100 \; mL \times \frac{60 \; got}{1 \; mL} = 6.000 \; gotas$$

b) A continuación, se debe en primer lugar calcular la velocidad de infusión en mL/h:

$$x_{Velocidad} = \frac{100 \; mL}{2 \; h} = 50 \; mL/h$$

A partir de este resultado, se realiza la conversión de mL/h a got/min:

$$x_{Velocidad} = \frac{50 \; mL \times \dfrac{20 \; got}{1 \; mL}}{1 \; h \times \dfrac{60 \; min}{1 \; h}} = 16,67 \; got/min \approx 17 \; got/min$$

c) Se trata de una administración intermitente (dado que se infunde un envase de 100 mililitros de suero fisiológico 0,9% cada 8 horas durante un breve lapso de tiempo –2 horas–), por lo que debe calcularse previamente el volumen a administrar en el total del día:

$$x_{Volumen} = \frac{100 \; mL}{6 \; h} \times \frac{24 \; h}{1 \; día} = 400 \; mL$$

Se vuelve a realizar la operación que se había concretado en el primer apartado adaptado a este volumen, pero ajustada al sistema de macrogoteo:

$$x_{Volumen} = 400 \ mL \times \frac{20 \ got}{1 \ mL} = 8.000 \ gotas$$

d) Para comprobar si realmente se mantiene la posología en el margen terapéutico, se debe recurrir a las fichas técnicas de medicamentos que consten de metronidazol 500 miligramos en solución para perfusión intravenosa (AEMPS, 2017). Para el tratamiento de infecciones y personas mayores de 12 años, como es el caso de Antonio, se especifica que la pauta es de 100 mililitros cada 8 horas, por lo que no coincide en este caso según la información del enunciado del ejercicio (ya que se especifica que es cada 6 horas). Se debe evitar la infusión de metronidazol cada 6 horas, prescribirse con una frecuencia de 8 horas y vigilar la posible aparición de sintomatología por alcanzar el rango tóxico (vómitos, ataxia y ligera desorientación; en cuyo caso habría que instaurar un tratamiento sintomático al no existir antídoto específico para metronidazol).

3.4.2. Continua

Ejercicio de ejemplo 1. Calcula las velocidades de infusión en got/min de suero fisiológico 0,9% cuando se administran 500, 1.000, 1.500, 2.000 o 2.500 mililitros diarios en un sistema de macrogoteo de 20 got/mL.

En caso que no se dispongan dispositivos de regulador de flujo ni bombas volumétricas, solo el propio sistema de gotero, es uno de los cálculos más frecuentes. Se puede solucionar mediante dos estrategias. La primera sería la siguiente, convirtiendo los mililitros en gotas y también las horas en minutos:

$$x_{500 \ mL} = \frac{500 \ mL}{24 \ h} \times \frac{20 \ got}{1 \ mL} \times \frac{1 \ h}{60 \ min} = 6,94 \ got/min \approx 7 \ got/min$$

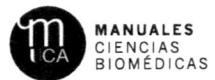
$$x_{1.000\ mL} = \frac{1.000\ mL}{24\ h} \times \frac{20\ got}{1\ mL} \times \frac{1\ h}{60\ min} = 13{,}89\ got/min \approx 14\ got/min$$

$$x_{1.500\ mL} = \frac{1.500\ mL}{24\ h} \times \frac{20\ got}{1\ mL} \times \frac{1\ h}{60\ min} = 20{,}83\ got/min \approx 21\ got/min$$

$$x_{2.000\ mL} = \frac{2.000\ mL}{24\ h} \times \frac{20\ got}{1\ mL} \times \frac{1\ h}{60\ min} = 27{,}78\ got/min \approx 28\ got/min$$

$$x_{2.500\ mL} = \frac{2.500\ mL}{24\ h} \times \frac{20\ got}{1\ mL} \times \frac{1\ h}{60\ min} = 34{,}72\ got/min \approx 35\ got/min$$

La segunda estrategia es tomar en consideración que los volúmenes 1.000, 1.500, 2.000 y 2.500 mililitros son múltiplos de 500 mililitros:

$$x_{500\ mL} = \frac{500\ mL}{24\ h} \times \frac{20\ got}{1\ mL} \times \frac{1\ h}{60\ min} = 6{,}94\ got/min \approx 7\ got/min$$

$$x_{1.000\ mL} = 6{,}94\ got/min \times 2 = 13{,}89\ got/min \approx 14\ got/min$$

$$x_{1.500\ mL} = 6{,}94\ got/min \times 3 = 20{,}83\ got/min \approx 21\ got/min$$

$$x_{2.000\ mL} = 6{,}94\ got/min \times 4 = 27{,}78\ got/min \approx 28\ got/min$$

$$x_{2.500\ mL} = 6{,}94\ got/min \times 5 = 34{,}72\ got/min \approx 35\ got/min$$

Si se observa detenidamente los resultados, se descubre que existe una regla mnemotécnica para estos casos: añadir 7 got/min a la velocidad de infusión por cada suero de 500 mililitros que se incluya al día, dado que se acerca bastante a los resultados finales.

Ejercicio de ejemplo 2. Se le infunde a Gustavo 1.500 mililitros de suero fisiológico en 24h. ¿Cuántas got/min se administrarán utilizando un sistema de microgotero? ¿Y en macrogotero (20 got/mL)?

Para realizar el cálculo se multiplica el volumen total a infundir por el factor de goteo que se utilice y se divide entre el tiempo a infundir en minutos. Como en este caso el tiempo aparece en la prescripción en horas, se tendría que multiplicar por 60 para pasarlo a minutos.

$$x_{Velocidad} = \frac{1.500 \ mL \ x \ 60 \ microgotas/mL}{24 \ x \ 60 \ min} = 62,5 \ microgotas/min$$
$$\approx 63 \ microgotas/min$$

$$x_{Velocidad} = \frac{1.500 \ mL \ x \ 20 \ macrogotas/mL}{24 \ x \ 60 \ min} = 20,83 \ macrogotas/min$$
$$\approx 21 \ macrogotas/min$$

Ejercicio de ejemplo 3. Se está infundiendo suero glucosado 5% a una velocidad de 10 got/min en un sistema de macrogoteo (20 got/mL) debido a que no se disponía de regulador de flujo. No obstante, al cabo de un rato, existe la posibilidad de incluirlo en el sistema. ¿Qué velocidad habría que establecer en ese regulador de flujo?

Un regulador de flujo tiene una graduación en mL/h, por lo que se necesita realizar la conversión de got/min a mL/h:

$$x_{Velocidad} = \frac{10 \ got \ \times \ \dfrac{1 \ mL}{20 \ got}}{1 \ min \ \times \ \dfrac{1 \ h}{60 \ min}} = 30 \ mL/h$$

En consecuencia, se debe fijar los 30 mL/h en el regulador de flujo. Obsérvese que existe una equivalencia fácil de recordar entre 10 got/min y 30 mL/h cuando se trata de un sistema de macrogoteo (20 got/mL).

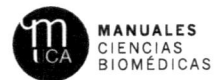

Ejercicio de ejemplo 4. Se administra suero glucosalino a una velocidad de infusión de 90 mL/h en un sistema de macrogoteo (20 got/mL). a) ¿Cuál es la velocidad en got/min? b) ¿Cuántas gotas se administran pasadas 5 horas? c) Si hubiera que infundir el suero en un sistema de microgoteo, ¿cuál sería la velocidad en got/min?

a) Para obtener la velocidad de infusión, se deberá convertir las unidades (de mililitros a gotas y de horas a minutos):

$$x_{Velocidad} = \frac{90\ mL\ \times\ \dfrac{20\ got}{1\ mL}}{1\ h\ \times\ \dfrac{60\ min}{1\ h}} = 30\ got/min$$

Otra opción de cálculo hubiera sido emplear la equivalencia entre 30 mL/h y 10 got/min (en resumen, solo sería necesario haber multiplicado por 3).

b) Conociendo la velocidad en got/min, calculamos cuántos minutos son 5 horas para poder determinar el número de gotas:

$$x_{Volumen} = 5\ h \times \frac{60\ min}{1\ h} \times \frac{30\ got}{1\ min} = 9.000\ gotas$$

c) Volvemos al planteamiento del primer apartado, pero esta vez cambiando el factor de goteo a 60 got/mL:

$$x_{Velocidad} = \frac{90\ mL\ \times\ \dfrac{60\ got}{1\ mL}}{1\ h\ \times\ \dfrac{60\ min}{1\ h}} = 90\ got/min$$

Otra alternativa hubiera sido multiplicar el resultado del primer apartado por 3, dado que 60 es un múltiplo de 20.

Ejercicios prácticos

- *Ejercicio práctico 3.4.1. ¿Cuántos mililitros contienen 1.450 microgotas de suero glucosalino?*

- *Ejercicio práctico 3.4.2. Se le prescribió a Marina 100 mililitros de suero fisiológico al 0,9% en 30 minutos. a) Si se usa un sistema de infusión de microgotas, ¿a qué velocidad se infunde? b) ¿Y en caso de usar un sistema de macrogoteo (20 got/mL)?*

- *Ejercicio práctico 3.4.3. Luis mantiene una infusión de 500 mililitros de suero glucosado al 5% en 120 minutos. a) Si se usa un sistema de infusión de microgotas, ¿a qué velocidad se infunde? b) ¿Y en caso de usar un sistema de macrogoteo (20 got/mL)?*

- *Ejercicio práctico 3.4.4. A Sofía se le debe administrar 1.000 mililitros de SF en 24h. a) ¿Cuántas got/min se administrarán utilizando un sistema de microgotero? b) ¿Y en macrogotero (20 got/mL)?*

- *Ejercicio práctico 3.4.5. En la hoja de tratamiento de Carmen aparece que debemos administrar 500 mililitros de SF en 24h. a) ¿Cuántas got/min se administrarán utilizando un sistema de microgotero? b) ¿Y en macrogotero (20 got/mL)?*

- *Ejercicio práctico 3.4.6. Se debe administrar a Daniel, cada 12 horas, 500 miligramos de vancomicina contenido en un vial de 100 mililitros a infundir en 70 minutos. Asimismo, contamos con un sistema de macrogoteo específico de 15 got/mL para su administración. a) ¿Cuál es la velocidad de infusión en got/min? b) ¿Cuántas gotas se administran al día de vancomicina diluida?*

- *Ejercicio práctico 3.4.7. Se administran 500 mililitros de SG 5% c/6h, durante 24 horas. ¿Cuál es la velocidad de infusión en got/min en un equipo de macrogoteo (en este caso, 15 got/mL)?*

- *Ejercicio práctico 3.4.8. En la pauta de fluidoterapia se indica 500 mililitros de suero fisiológico 0,9% c/8h. ¿Cuál es la velocidad de infusión en got/min en un equipo de microgoteo?*

- *Ejercicio práctico 3.4.9. En un momento del tratamiento, Raquel presenta una fluidoterapia basada en la administración simultánea de suero fisiológico 0,9% a 90 mL/h y suero glucosado 5% a 10 mL/h. En ese momento, también se infunde 1*

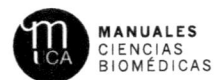

gramo de paracetamol en 100 mililitros a una velocidad de 400 mL/h. Todos emplean sistemas de macrogoteo (20 got/mL). a) ¿Cuál es la velocidad de infusión en got/min de cada suero y paracetamol? b) ¿Cuántas gotas se administran en total en 15 minutos?

- *Ejercicio práctico 3.4.10. Genoveva ingresa en la unidad de Neurocirugía debido a una elevación de la presión intracraneal a consecuencia de una hemorragia cerebral. Para revertir dicha condición, se pauta manitol 10% a una velocidad de 50 got/min. a) ¿Cuánto volumen en mililitros se administra al día teniendo en cuenta que, para este diurético osmótico, se emplea un sistema de microgoteo de 60 got/mL? b) ¿Cuál es la dosis diaria de manitol en gramos?*

3.5. Cálculos relacionados con Unidades Internacionales (UI)

Ejercicio de ejemplo 1. Tomás tiene prescritas 30 UI de insulina Lantus. Si usamos un vial etiquetado como insulina Lantus 100UI/mL. ¿Cuántos mililitros de esa solución de insulina debemos administrar al paciente?

Se trata de una operación sencilla, se podría utilizar la regla de tres simple directa o bien los factores de conversión. Por lo tanto, para el cálculo debemos de tener en consideración la concentración del vial (100 UI/mL) y la dosis a extraer (30 UI):

$$x_{Volumen} = 30\ UI \times \frac{1\ mL}{100\ UI} = 0,3\ mL$$

Ejercicio de ejemplo 2. Por prescripción médica debemos administrar heparina sódica a Antonia con una dosis de 80 UI/kg. Si usamos un vial etiquetado como heparina sódica 1.000 UI/mL. ¿Cuántos mililitros de esa solución de heparina debemos administrar a la paciente sabiendo que pesa 62 kg?

a) Primero se debe calcular las UI que debemos administrar, multiplicando las UI prescritas por kg por el peso de Antonia.

$$x_{Dosis} = 62\ kg \times 80\ UI/kg = 4.960\ UI\ por\ peso\ de\ Antonia$$

b) A continuación, se podría utilizar la regla de tres simple directa o bien los factores de conversión. Por lo tanto, para el cálculo debemos de tener en consideración la concentración del vial (1.000 UI/mL) y la dosis a extraer (4.960 UI):

$$x_{Volumen} = 4.960\ UI \times \frac{1\ mL}{1.000\ UI} = 4,96\ mL \approx 5\ mL$$

Ejercicio de ejemplo 3. Se dispone de un vial de 10 mililitros de insulina a una concentración de 20 UI/mL. a) ¿Cuánto volumen deberá extraerse si se tiene que administrar 5 UI? b) Si resulta que no disponemos de dicho vial, y en su defecto contamos con un vial de 5 mililitros a una concentración de 70 UI/mL, ¿cuánto volumen deberá extraerse en este caso?

a) Para esta situación, se trata de una operación sencilla de regla de tres simple directa o bien mediante factores de conversión. No es necesario contar con el volumen del vial, ya que, en la práctica, salvo que se haya utilizado anteriormente, no se extrae todo el contenido del mismo (nunca se va a administrar una dosis de 200 UI de insulina a una persona, que es lo que contiene el total de este vial). Por lo tanto, el cálculo solo implica la concentración del vial (20 UI/mL) y la dosis a extraer (5 UI):

$$x_{Volumen} = 5\ UI \times \frac{1\ mL}{20\ UI} = 0,25\ mL$$

b) El procedimiento es exactamente el mismo que en el anterior apartado, pero con una concentración de insulina diferente en el vial:

$$x_{Volumen} = 5\ UI \times \frac{1\ mL}{70\ UI} = 0,07\ mL \approx 0,1\ mL$$

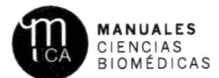
Al ser un volumen excesivamente bajo, se debe recurrir a jeringas de insulina. Habitualmente, las más conocidas presentan una capacidad y equivalencia de 100 UI = 1 mililitro, que coincide con las concentraciones de los viales más comunes de insulina (lispro, rápida, NPH…, etc.). Si el vial de insulina presenta una concentración diferente a 100 UI/mL, debemos extraer los mililitros resultantes del cálculo y no tener en cuenta la graduación en UI que presenta la jeringa de 1 mililitro. Para ello, se podría optar por las jeringas de 2 mililitros para evitar confusiones al no presentar graduación en UI.

Ejercicio de ejemplo 4. La prescripción que consta en la hoja de tratamiento de José Manuel incluye insulina regular en una cantidad de 15 UI en el desayuno y 20 UI en la cena. Tras las glucemias del día, se ha administrado adicionalmente 4 UI en el desayuno, 6 UI en el almuerzo y 2 UI en la cena con el mismo tipo de insulina. ¿Cuál sería su abreviatura según la expresión «De-Al-Ce» en ese día?

Se trata de una de las abreviaturas más comunes en las hojas de tratamiento de enfermería en las unidades hospitalarias. En el desayuno, se deben administrar 15 UI de insulina regular que ya se encontraban pautados más 4 UI adicionales debido a los niveles de glucemia. El almuerzo incluye la administración de 6 UI debido, de nuevo, a los niveles glucémicos de José Manuel. En cuanto a la cena, la posología indica que deben administrarse 20 UI, más las 2 UI adicionales dados los valores glucémicos de este momento del día. Por lo tanto, la expresión final de ese día sería la siguiente:

$$19 - 6 - 22$$

Ejercicio de ejemplo 5. En la hoja de tratamiento de Belén, viene indicada la administración de insulina lispro 5 UI y 10 UI de insulina NPH por las mañanas, 5 UI de insulina lispro durante la tarde y 30 UI de insulina glargina por la noche. Asimismo, se anota que las glucemias se corregirán también «según la pauta de la planta» (Tabla 6):

Tabla 6. Glucemias y su corrección «según la pauta de la planta»

Glucemia	Insulina lispro
< 40 mg/dL	*0 UI, avisar y administrar SG 20% o 33%*
150-199 mg/dL	*+2 UI*
200-249 mg/dL	*+4 UI*
250-299 mg/dL	*+6 UI*
300-349 mg/dL	*+8 UI*
>350 mg/dL	*+10 UI y avisar*

Las glucemias obtenidas a lo largo del día fueron de 190 mg/dL a la hora del desayuno, 145 mg/dL a la hora del almuerzo y 255 mg/dL a la hora de la cena. a) ¿Belén presenta una evolución normal de la glucemia a lo largo del día? b) ¿Cuántas veces se ha tenido que corregir la glucemia? c) ¿Cuántas unidades internacionales de insulina se ha tenido que administrar a Belén en cada comida principal? d) ¿Cómo sería la expresión De-Al-Ce de cada insulina en ese día? e) ¿Cuántas unidades internacionales se han administrado en total durante el día?

a) Al analizar la curva de glucemia de Belén durante el día, se observa que va incrementándose los niveles a lo largo del mismo (teniendo en cuenta que las glucemias se determinan antes de la ingesta de las principales comidas) e incluso se encuentra en niveles superiores a la normalidad, cuando debe mantenerse en rango de 70-100 mg/dL. Por lo tanto, no es una evolución glucémica adecuada, motivo por el que deben corregirse los niveles mediante la administración de insulina.

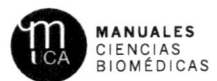

b) Tras cotejar las glucemias de Belén con el esquema, se concluye que necesitó la corrección en 2 ocasiones al superar los 150 mg/dL (desayuno y cena).

c) En cuanto al desayuno, a Belén le corresponde una administración de 5 UI de insulina lispro y 10 UI de insulina NPH. Asimismo, se deben sumar 2 UI para corregir la glucemia obtenida en ese momento. En el almuerzo, implica solo 5 UI de insulina lispro, ya que la glucemia se mantuvo por debajo de 150 mg/dL. Respecto a la cena, aparte de las 30 UI de insulina glargina, se debe administrar (en otra zona de inyección diferente) 6 UI de insulina lispro. Por lo tanto, la suma es la siguiente:

$$Desayuno: 5\ UI + 10\ UI + 2\ UI = 17\ UI$$
$$Almuerzo: 5\ UI$$
$$Cena: 30\ UI + 6\ UI = 36\ UI$$

d) Basado en el apartado anterior, si se desagregan las UI en función del tipo de insulina y según la expresión «De-Al-Ce», el resultado sería el siguiente:

$$Insulina\ lispro: 7 - 5 - 6$$
$$Insulina\ NPH: 10 - 0 - 0$$
$$Insulina\ glargina: 0 - 0 - 30$$

e) La suma de todas las dosis administradas durante el día aparece a continuación:

$$x_{Día} = 5\ UI + 10\ UI + 2\ UI + 5\ UI + 30\ UI + 6\ UI = 58\ UI$$

Ejercicio de ejemplo 6. Efraín ha padecido un infarto agudo de miocardio, por lo que se inicia una terapia antitrombótica. Tiene prescrita una infusión de suero glucosado 5% (250 mililitros) + 12.000 UI de heparina sódica (envase: 5.000 UI/mL) cada 12 horas. a) ¿Cuál es la dosis horaria? b) ¿Cuántas unidades internacionales se administran cada día?

a) Para poder calcular la velocidad, debemos conocer el volumen exacto que se va a administrar, por lo que necesitamos saber el volumen de heparina que se va a extraer:

$$x_{Heparina} = 12.000 \ UI \times \frac{1 \ mL}{5.000 \ UI} = 2,4 \ mL$$

Añadimos el volumen de heparina al correspondiente en el suero glucosado 5%:

$$x_{Volumen} = 250 \ mL + 2,4 \ mL = 252,4 \ mL$$

A partir de este momento, ya es posible calcular la dosis horaria:

$$x_{Dosis} = 1 \ h \times \frac{252,4 \ mL}{12 \ h} = 21,03 \ mL \approx 21 \ mL$$

b) Como ya conocemos la dosis que se administra en una hora, es posible saber la pauta de administración diaria:

$$x_{Dosis} = \frac{12.000 \ UI}{12 \ h} \times \frac{24 \ h}{1 \ día} = 24.000 \ UI/día$$

Alternativamente, se podría solucionar multiplicando por 2 el volumen total que se administra en 12 horas (ya que 24 horas es un múltiplo de 12):

$$x_{Dosis \ diaria} = 12.000 \ UI \times 2 = 24.000 \ UI$$

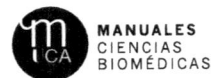

Ejercicio de ejemplo 7. Lucía se encuentra ingresada en la unidad hospitalaria de Hematología a consecuencia de una leucemia. Tras un tratamiento quimioterápico, empezó a presentar lesiones bucales coincidentes con una infección micótica. Para ello, se prescriben 350.000 UI de nistatina diluida en 20 centilitros de agua para enjuague bucal cada 6 horas. Disponemos de envases de 30 mililitros de suspensión oral de nistatina (100.000 UI por cada mililitro). ¿Cuántos mililitros se utilizarán por cada enjuague oral?

En primer lugar, debemos extraer los mililitros de nistatina:

$$x_{Volumen} = 350.000 \; UI \times \frac{1 \; mL}{100.000 \; UI} = 3,5 \; mL$$

A continuación, pasamos de unidades los centilitros:

$$x_{Volumen} = 20 \; cL \times \frac{10 \; mL}{1 \; cL} = 200 \; mL$$

Por último, sumamos los volúmenes para tener la disolución final de nistatina en el agua para el enjuague bucal:

$$x_{Volumen} = 3,5 \; mL + 200 \; mL = 203,5 \; mL$$

Ejercicio de ejemplo 8. A Diego, le han prescrito administrar 400 UI de vitamina D al día para prevenir su déficit. El medicamento que tenemos disponible presenta una concentración de 10.000 UI/mL. Este medicamento para ser administrado, se dosifica en gotas orales. En este caso, 1 gotas equivalen a 200 UI. ¿Cuántos mililitros debemos administrar? ¿Cuántas gotas debemos administrar?

$$x_{Vit.D} = 400 \; UI \times \frac{1 \; mL}{10.000 \; UI} = 0,04 \; mL$$

En este caso, 2 gotas equivalen a 400 UI, es decir a los 0,04 mililitros que se deben administrar.

Ejercicios prácticos

-   *Ejercicio práctico 3.5.1. Mateo consta de un tratamiento farmacológico de 35 UI de insulina regular. Si usamos un vial etiquetado como insulina regular 100 UI/mL. ¿Cuántos mililitros de esa solución de insulina debemos administrar al paciente?*

-   *Ejercicio práctico 3.5.2. Luis presenta una pauta de 15.000 UI de heparina SC cada 12 h. En el vial de heparina aparece «5.000 UI / 5 mL» ¿Cuántos mililitros de heparina debemos administrar cada 12h?*

-   *Ejercicio práctico 3.5.3. Margarita padece osteoporosis y le han prescrito la administración de 800 UI de vitamina D al día. El medicamento que tenemos disponible presenta una concentración de 10.000 UI/mL gotas orales en solución. ¿Cuántos mL de vitamina D debe administrarse? ¿Cuántas gotas deberían administrarse si 1 gota equivale a 200 UI?*

-   *Ejercicio práctico 3.5.4. Debemos administrar heparina sódica a una dosis de 80 UI/kg de peso. Si usamos un vial etiquetado como heparina sódica 5.000 UI/mL. a) ¿Cuántas UI debemos administrar si pesa 70 kg? b) ¿Cuántos mililitros de esa solución de heparina debemos administrar?*

-   *Ejercicio práctico 3.5.5. Miguel, de 20 años, acude al centro de salud debido a una infección sifilítica recién diagnosticada. Su tratamiento consiste en la administración de una dosis única por vía intramuscular de benzilpenicilina 2.400.000 UI. Disponemos solo de envases de 1.200.000 UI con 4 mililitros de disolvente. a) ¿Cuánto volumen se administraría para alcanzar la dosis prescrita? b) ¿Cuántos envases necesitamos?*

-   *Ejercicio práctico 3.5.6. Se le prescribe a Pablo un tratamiento basado en insulina lispro 10 UI en el desayuno, 12 UI en el almuerzo y 15 UI en la cena. Tras las glucemias del día, se han administrado adicionalmente 18 UI en el desayuno y 6 UI en el almuerzo con el mismo tipo de insulina. ¿Cuál sería su abreviatura según la expresión «De-Al-Ce»?*

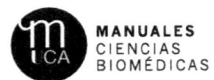
- *Ejercicio práctico 3.5.7. En la hoja de tratamiento de Bartolomé aparece especificado lo siguiente con respecto a la insulina prescrita:*

  Insulina regular: 4-12-8. Corrección de insulina según glucemias bajo el siguiente protocolo (Tabla 7):

Tabla 7. Glucemias y protocolo de actuación según el valor obtenido

Glucemia	Actuación
< 40 mg/dL	0 UI y avisar
41-60 mg/dL	0 UI y tomar zumo con azúcar
61-150 mg/dL	Pauta prescrita
151-200 mg/dL	+2 UI insulina regular
201-250 mg/dL	+4 UI insulina regular
251-300 mg/dL	+8 UI insulina regular
>300 mg/dL	+10 UI y avisar

  Las glucemias de Bartolomé fueron las siguientes: 234 mg/dL antes del desayuno, 140 mg/dL antes del almuerzo y 270 mg/dL antes de la cena. a) ¿Cuál sería la abreviatura de la insulina administrada en total tras lo ocurrido con las glucemias recogidas durante el día (según la expresión «De-Al-Ce»)? b) Si no disponemos de una jeringa adaptada a UI y el vial de insulina regular es de 1.000 UI / 10 mL, ¿cuántos mililitros de insulina regular se deben extraer para la cena?

- *Ejercicio práctico 3.5.8. Eva es una mujer que se encuentra en el 2º trimestre del embarazo. Debido a factores de riesgo, se le prescribió enoxaparina 2.000 UI/día por vía subcutánea. Se disponen envases de enoxaparina 4.000 UI / 0,4 mL. a) ¿Cuántos mililitros son necesarios para administrar dicha dosis? b) ¿Es posible emplear esta forma farmacéutica para administrar dicha dosis?*

- *Ejercicio práctico 3.5.9. Debemos administrar 35 UI de insulina glargina por la noche a un paciente. Disponemos de un vial de este tipo de insulina con 500 UI por cada 5 mililitros y jeringas graduadas de 2 mililitros. ¿Cuántos mililitros se deben administrar?*

3.6. Cálculos relacionados con la superficie corporal

Ejercicio de ejemplo 1. Anastasia es una mujer embarazada de 60 kg que presenta una infección micótica en la superficie cutánea. Para el tratamiento farmacológico, se le prescribió crema de nitrato de fenticonazol (20 mg/g), 1,5 gramos, c/24 horas. a) ¿Cuántos gramos de crema se deben extraer para administrar una dosis? b) ¿Es adecuada la dosis?

a) Al disponer de la concentración de nitrato de fenticonazol en la crema y conocer la dosis, se podrá calcular fácilmente la cantidad a extraer, teniendo en cuenta que primero hay que ajustar las unidades del soluto:

$$x_{Cantidad} = 1,5 \ g \times \frac{1.000 \ mg}{1 \ g} \times \frac{1 \ g}{20 \ mg} = 75 \ g \ de \ crema$$

b) El resultado anterior, en el que la dosis a administrar coincide con una dosis al día, es bastante alto de lo habitual, dado que los envases de crema de este antifúngico suelen ser de 30 gramos, por lo que induce a pensar que existe un error en la prescripción. Por otra parte, al leer la ficha técnica del medicamento (AEMPS, 2017), se comprueba que existe un efecto embrioletal si se supera la dosis de 20 mg/kg de peso. Establecemos entonces la equivalencia con el peso de Anastasia en gramos (dado que la prescripción de la dosis del antifúngico está en gramos):

$$x_{Cantidad} = 60 \ kg \times \frac{20 \ mg}{1 \ kg} \times \frac{1 \ g}{1.000 \ mg} = 1,2 \ g \ de \ nitrato \ de \ fenticonazol$$

El límite (1,2 gramos) se encuentra por debajo de la dosis prescrita (1,5 gramos). Definitivamente, existe un error de prescripción y será necesario corregirse antes de la administración de este fármaco para evitar los efectos teratogénicos letales.

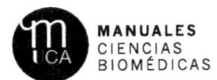
Ejercicio de ejemplo 2. Se va a proceder a una desbridación mecánica de tejido dañado provocado por úlceras por presión en la pierna de una persona. Para ello, se va a emplear crema EMLA® (25 mg/g de prilocaína + 25 mg/g de lidocaína, 1,5 gramos por cada 10 cm²) para realizar la anestesia local de la zona a intervenir. La zona en cuestión a intervenir tiene una superficie de 45 cm². a) ¿Cuánta crema será necesaria aplicar en la zona? b) ¿Cuánta dosis de prilocaína y lidocaína se va a administrar? c) ¿Es adecuada la dosis para esta intervención?

a) Si la dosis a administrar es de 1,5 gramos en 10 cm², el cálculo sería el siguiente:

$$x_{Cantidad} = 45 \ cm^2 \times \frac{1,5 \ g}{10 \ cm^2} = 6,75 \ g \ de \ crema$$

b) Dado que en cada gramo de crema EMLA® existe 25 miligramos de prilocaína y 25 miligramos de lidocaína, se pueden calcular en una sola operación al ser el mismo valor:

$$x_{Cantidad} = 6,75 \ g \times \frac{25 \ mg}{1 \ g} = 168,75 \ mg \approx 169 \ mg$$

Por lo tanto, se administrarán aproximadamente 169 miligramos de prilocaína y 169 miligramos de lidocaína. Al ser una cantidad cuya extracción y medición es complicada, se deberá considerar una cantidad de 175 miligramos.

c) Si se tiene en cuenta la ficha técnica del medicamento para esta situación clínica, se aprecia que la dosis máxima es de 10 gramos de crema, por lo que aún existirá un buen margen de dosis para poder seguir administrando la crema en caso necesario (AEMPS, 2017).

Ejercicio de ejemplo 3. Erundino se somete a un tratamiento quimioterápico basado en una perfusión de 3 horas de citarabina durante 5 días, a una dosis diaria de 200 mg/m². Disponemos de envases de 500 mg de polvo liofilizado con ampolla de 10 mililitros de disolvente, a diluir posteriormente en 500 mililitros de suero glucosado 5%. Justo antes del tratamiento, el paciente mide 1,7 metros y pesa 85 kg. a) ¿Cuál es la dosis diaria que se deberá infundir a Erundino si nos basamos en la fórmula de Du Bois? b) ¿Cuántos gramos de citarabina se administran durante todo el tratamiento quimioterápico?

a) Para poder calcular la dosis diaria, es preciso conocer la superficie corporal de Erundino. Aunque existen diferentes fórmulas para calcular la misma, el ejercicio plantea realizarla mediante la fórmula clásica de Du Bois, que se expresa de la siguiente forma, siendo el peso en kilogramos y la altura en centímetros (Fernández Vieitez, 2003):

$$Superficie\ corporal = Peso^{0,425} \times Altura^{0,725} \times 0,007184$$

Antes de utilizar la fórmula de Du Bois, convertimos los metros a centímetros:

$$x_{Talla} = 1,7\ m \times \frac{100\ cm}{1\ m} = 170\ cm$$

$$x_{Superficie\ corporal} = 85^{0,425} \times 170^{0,725} \times 0,007184 = 1,965\ m^2 \approx 1,97\ m^2$$

Una vez conocida la superficie corporal, se podrá calcular la dosis diaria personal de citarabina (utilizando para ello la solución anterior con todos los decimales):

$$x_{Dosis} = 1,97\ m^2 \times \frac{200\ mg}{1\ m^2} = 393,07\ mg$$

b) Al conocer los miligramos de citarabina diaria, solo será necesario conocer la cantidad total administrada en 5 días y realizar su conversión a gramos:

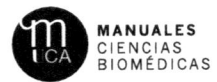
$$x_{Cantidad} = \frac{393,07\ mg}{1\ día} \times \frac{5\ días}{Total\ tratamiento} \times \frac{1\ g}{1.000\ mg} = 1,97\ g/total$$

$$\approx 2\ g/total$$

Ejercicios prácticos

- *Ejercicio práctico 3.6.1. Rosa necesita una crema consistente en una combinación de 2,5 mg/g de neomicina, 1 mg/g de triamcinolona y 100.000 UI/g de nistatina. Si se administra 5 gramos de crema, ¿cuántos gramos de neomicina y de triamcinolona se está aplicando Rosa?*
- *Ejercicio práctico 3.6.2. Ulises se encuentra bajo un tratamiento consistente en metotrexato debido a la artritis reumatoide que padece. La dosis depende de la superficie corporal, por lo que, al pesarlo y tallarlo, se obtienen 73 kg y 180 cm respectivamente. a) ¿Cuál es la superficie corporal de Ulises según la fórmula clásica de Du Bois? b) Si la dosis recomendada es 100 mg/m², ¿cuántos miligramos de metotrexato se administra?*

3.7. Cálculos relacionados con la administración de cloruro potásico

Ejercicio de ejemplo 1. Debemos administrar KCl de 2 moles a Marcos. ¿Cuál sería su equivalencia en miliequivalentes/mililitros (mEq/mL)?

El cloruro potásico es un medicamento muy empleado para reponer el potasio sérico del organismo, siendo indicado especialmente en personas con déficits nutricionales o patologías que cursen con una disminución del mismo (Barras et al., 2014). Debe diluirse siempre en suero fisiológico 0,9%, suero glucosado 5% o bien suero glucosalino. La solución de 2 moles (2M) implica que existen 2 moles de contenido iónico (o lo que es lo mismo, 2.000 milimoles, que es equivalente a 2.000 mEq) por cada 1 litro de disolvente. Por lo tanto, la respuesta sería:

$$x_{Concentración} = \frac{2.000\ mEq\ KCl}{1\ L} \times \frac{1\ L}{1.000\ mL} = 2\ mEq\ KCl/mL$$

Por último, aparte de la solución de 2 moles, debe mencionarse que existe la variante de 1 mol (1M), con la mitad de dosis (1 mEq / 1 mL). Debido a ello, se debe tener especial cuidado sobre cuál presentación farmacéutica se emplea, ya que puede presentarse isoapariencia entre ellos.

Ejercicio de ejemplo 2. A Juan le han prescrito 30 mEq de KCl diluido en suero fisiológico el 0,9%. Disponemos de una solución de KCl con una concentración de 15 mEq / 5 mL. ¿Cuántos mililitros debemos administrar?

En esta ocasión sería suficiente utilizar una regla de tres simple para poder calcular los mililitros que debemos administrar. Para realizar el cálculo disponemos de tres datos conocidos: los mEq prescritos y la concentración del fármaco en mEq/mL.

$$15\ mEq \rightarrow 5\ mL$$
$$30\ mEq \rightarrow x$$

$$x_{Volumen} = \frac{30\ mEq \times 5\ mL}{15\ mEq} = 10\ mL$$

Ejercicio de ejemplo 3. En la hoja de tratamiento de Francisco aparece una prescripción de 0,8 mEq de KCl por kg. Si Francisco pesa 85,3 kg. a) ¿Cuántos mEq debemos administrar? b) Si disponemos de una solución de KCl con una concentración de 2 mEq/mL, ¿cuántos mililitros debemos administrar?

Primero, debemos calcular los miliequivalentes que se han de administrar en base al peso de Francisco. Para ello, se debe multiplicar el peso por los miliequivalentes prescritos por kilogramo de peso.

$$x_{Dosis} = 0,8\ mEq \times 85,3\ kg = 68,24\ mEq\ por\ peso\ de\ Francisco$$

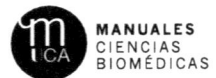
A continuación, se calcularía los mililitros que debemos administrar. Para lograr el objetivo, sería suficiente con utilizar una regla de tres directa, ya que disponemos de tres datos conocidos, los miliequivalentes que debemos administrar y la concentración en mEq/mL del medicamento.

$$2 \, mEq \rightarrow 1 \, mL$$
$$68{,}24 \, mEq \rightarrow x$$

$$x_{Volumen} = \frac{68{,}24 \, mEq \times 1 \, mL}{2 \, mEq} = 34{,}12 \, mL \approx 34 \, mL$$

Ejercicio de ejemplo 4. Se prescribe: suero fisiológico 0,9% de 500 mililitros + 15 miliequivalentes de KCl. ¿Cuántos mililitros debemos añadir de KCl? Forma farmacéutica: KCl 2M (20 mEq/10 mL).

Es uno de los problemas de cálculo más conocidos en el ámbito hospitalario en relación a la fluidoterapia. Esta prescripción implica que en cada envase de suero fisiológico al 0,9% (500 mililitros) debe incluirse 15 miliequivalentes de cloruro potásico (es decir, extraer el contenido del envase de KCl en una jeringa e incluirlo dentro del envase del suero fisiológico). No se debe administrar KCl sin diluir.

El envase más habitual para la solución de KCl es el de 2 moles (equivalente a 2.000 mmol/L). Tal como aparece en el enunciado del ejercicio, contendría 20 miliequivalentes del compuesto por cada 10 mililitros, que coincide con el volumen del envase.

La resolución del problema es sencilla, ya que solo sería necesario realizar un cálculo mediante regla de tres simple o factores de conversión:

$$x_{Volumen} = \frac{15 \, mEq \, KCl \times 10 \, mL \, KCl}{20 \, mEq \, KCl} = 7{,}5 \, mL \, KCl$$

Nótese que, para el envase de KCl 2M, existe una regla mnemotécnica que permite realizar el cálculo de manera más rápida: dividir los miliequivalentes entre la mitad, obteniendo así el volumen a administrar:

$$x_{Volumen} = \frac{15}{2} = 7,5 \; mL \; KCl$$

En el caso del KCl 1M, el volumen en mililitros coincidirá con los miliequivalentes a administrar.

Ejercicio de ejemplo 5. Se debe administrar continuamente 40 mEq de KCl en un SGS de 500 mililitros por vía central mediante envases de KCl 2M. a) ¿Cuántos litros de KCl habría que administrar al paciente? b) ¿Es correcta la dosis bajo estas circunstancias?

a) Calculamos primero el volumen en mililitros que habría que administrar al suero glucosalino, para luego realizar la pertinente conversión a litros:

$$x_{Volumen} = \frac{40 \; mEq \; KCl \; \times \; 1 \; mL}{2 \; mEq} = 20 \; mL$$

$$x_{Volumen} = 20 \; mL \times \frac{1 \; L}{1.000 \; mL} = 0,02 \; L$$

b) Tras leer que se trata de una administración continua de 40 miliequivalentes de KCl en 500 mililitros, podemos comprobar en la siguiente Tabla 8 los límites de administración de KCl por vía intravenosa en personas adultas, que, efectivamente, se trata de una administración compatible por vía venosa central (80 mEq/L, es decir, menor a 100 mEq/L), pero que debería evitarse por vía periférica al superarse su límite (Ministerio de Sanidad y Consumo, s.f.; Sequera Ortiz et al., 2021).

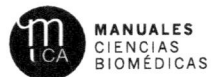

Tabla 8. Límites de administración de KCl por vía intravenosa en personas adultas.

KCl	Administración IV continua		Administración IV intermitente
	Vía periférica	Vía central	Vía central
Concentración	40 mEq/L[a]	100 mEq/L	20-40 mEq / 100 mL
Velocidad (mEq/h)	10[b]	20[c]	20[c]
Dosis diaria (mEq/día)	150	300[d]	60 mEq / 3 h[e]

[a]Para el tratamiento de hipocaliemia severa o cetoacidosis diabética, podría ser necesario administrar concentraciones más altas. En este caso la perfusión debería ser mediante vía venosa central, recomendándose una monitorización continua mediante electrocardiograma.
[b]Esta velocidad se considera segura en condiciones habituales. Excepcionalmente 20 mEq/h en unidades especiales. Más de 20 mEq/h puede provocar parada cardiorrespiratoria.
[c]Como norma general, no se debe sobrepasar este valor.
[d]Es necesario una monitorización continua en el paciente.
[e]No es conveniente administrar más de 3 dosis de 20 mEq.

Ejercicio de ejemplo 6. Tomás sufre una sobredosificación de cloruro potásico, y en consecuencia ha sufrido una hiperpotasemia. Para la corrección de este desequilibrio, se prescribe suero glucosado 10% por vía intravenosa a 50 mL/h y 10 UI de insulina regular por vía subcutánea. a) ¿Cuánta glucosa recibe el paciente en una hora? b) ¿Es lógica la administración simultánea de insulina y de suero glucosado?

a) Procedemos a calcular la administración de glucosa en una sola hora, sabiendo que el 10% implica 10 gramos de glucosa por cada 100 mililitros de disolvente, y que se infundirán 50 mililitros:

$$x_{Glucosa} = 50 \; mL \times \frac{10 \; g}{100 \; mL} = 5 \; g$$

b) Pese a que pueda parecer paradójico el empleo de dos sustancias cuyo efecto terapéutico se contraponen, se debe tener en cuenta que la insulina administrada estimula rápidamente la entrada de potasio a las células estimulando la Na-K-ATPasa, reduciéndose así la concentración plasmática de potasio, mientras que el suero glucosado promueve la producción endógena de insulina, aumentando dicha acción farmacodinámica (Sequera Ortiz et al., 2021). No obstante, se deberá vigilar una posible hiponatremia debido a esta fluidoterapia.

Ejercicios prácticos

- *Ejercicio práctico 3.7.1. En la hoja de tratamiento de María aparece que debemos administrar 40 mEq de KCl. Disponemos de una solución de KCl con una concentración de 15 mEq / 5 mL. ¿Cuántos mililitros debemos administrar?*

- *Ejercicio práctico 3.7.2. Se le ha prescrito a Pablo 25 mEq de KCl a través de fluidoterapia. Disponemos de una solución de KCl con una concentración de 2 mEq/mL. ¿Cuántos mililitros debemos administrar?*

- *Ejercicio práctico 3.7.3. En la hoja de tratamiento de Carlos aparece una pauta farmacológica de 1,5 mEq de KCl por kg al día. a) ¿Cuántos mEq debemos administrar si pesa 82 kg? b) Si disponemos de una solución de KCl con una concentración de 2 mEq/mL ¿cuántos mililitros debemos administrar?*

- *Ejercicio práctico 3.7.4. Si tenemos que administrar a Mariana 0,9 mEq de KCl por kg cada día. a) ¿Cuántos mEq debemos administrar si pesa 71 kg? b) Si disponemos de una solución de KCl con una concentración de 20 mEq / 10 mL, ¿cuántos mililitros debemos administrar?*

- *Ejercicio práctico 3.7.5. En la hoja de tratamiento farmacológico aparece la expresión «SF 0,9% + 10 mEq de KCl». ¿Cuántos mililitros de KCl es preciso añadir al suero fisiológico si se cuenta con envases de KCl 2M (concentración: 20 mEq / 10mL)?*

- *Ejercicio práctico 3.7.6. Debemos administrar 30 miliequivalentes de KCl en un suero fisiológico 0,9% de 500 mililitros con una velocidad de administración de 500 mililitros/hora. Disponemos de envases de KCl de 1M. a) ¿Cuánto volumen de KCl habría que administrar al suero fisiológico? b) ¿Es correcta la dosis y es compatible con la vida humana?*

- *Ejercicio práctico 3.7.7. Se prescriben 500 mililitros de suero fisiológico 0,9% más 5 mEq de KCl. Disponemos de envases de 10 mililitros de KCl a 1M. ¿Cuántos mililitros de KCl precisamos añadir al suero fisiológico?*

- *Ejercicio práctico 3.7.8. Para la reposición de potasio sérico de Sergio, se determinó la necesidad de añadir 10 mililitros de KCl de los envases de 2M para cada suero fisiológico 0,9% de 500 mililitros que se administrase (uno cada 8 horas). ¿Cuántos miliequivalentes de KCl serán necesarios infundir a Sergio al día?*

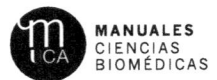
3.8. Cálculos relacionados con la administración de cloruro sódico

Ejercicio de ejemplo 1. a) ¿Cuánto cloruro sódico en gramos aportan los sueros fisiológicos 0,9% en los siguientes volúmenes: 500, 1.000, 1.500 y 2.000 mililitros? b) ¿La aportación de 2.000 mililitros de suero fisiológico 0,9% es perjudicial para la salud de una persona adulta?

a) El suero fisiológico presenta una concentración de 0,9%, es decir, 0,9 gramos por cada 100 mililitros de disolvente. Debido a ello, se pueden calcular las concentraciones de cloruro sódico mediante regla de tres simple directa, factores de conversión o el método de los múltiplos:

$$x_{Cantidad} = 500 \; mL \times \frac{0,9 \; g}{100 \; mL} = 4,5 \; g \; de \; NaCl$$

$$x_{Cantidad} = 1.000 \; mL \times \frac{0,9 \; g}{100 \; mL} = 9 \; g \; de \; NaCl$$

$$x_{Cantidad} = 1.500 \; mL \times \frac{0,9 \; g}{100 \; mL} = 13,5 \; g \; de \; NaCl$$

$$x_{Cantidad} = 2.000 \; mL \times \frac{0,9 \; g}{100 \; mL} = 18 \; g \; de \; NaCl$$

b) Según las fichas técnicas, la dosis máxima diaria de suero fisiológico 0,9% en adultos es de 40 mililitros por cada kilogramo de peso (AEMPS, 2017). Vamos a comprobar el peso límite cuando se administran 2.000 mililitros de suero fisiológico 0,9%:

$$x_{Peso} = 2.000 \; mL \times \frac{1 \; kg}{40 \; mL} = 50 \; kg$$

Por lo tanto, la administración de 2.000 mililitros de suero fisiológico 0,9% es razonablemente segura a partir de pacientes adultos que tengan un peso igual o superior a 50 kilogramos (ya que se le amplía el margen de dosis máxima).

Ejercicio de ejemplo 2. Se prescribe la siguiente indicación con respecto a Paloma, que pesa 80 kg: añadir 3 gramos de NaCl 20%, a un suero fisiológico 0,9% de 700 mL. a) ¿Cuántos mililitros de NaCl se deberán extraer? b) ¿Cuántos gramos de NaCl se aporta al paciente en total?

a) Para iniciar el procedimiento de preparación, primero debemos extraer los correspondientes mililitros que existe en la ampolla de NaCl 20% (20 g / 100 mL) para obtener 3 gramos de dicha sustancia en la jeringa:

$$x_{Volumen} = 3\ g \times \frac{100\ mL}{20\ g} = 15\ mL\ NaCl$$

b) Sabemos que hemos incluido 3 gramos de NaCl en el suero fisiológico, pero no hemos calculado aún cuánto cloruro sódico presenta un suero fisiológico de 700 mililitros:

$$x_{Cantidad} = 700\ mL \times \frac{0,9\ g}{100\ mL} = 6,3\ g\ NaCl$$

Ahora, realizamos la suma del cloruro sódico que contiene el suero fisiológico y el correspondiente al que habíamos añadido:

$$x_{Cantidad} = 3\ g + 6,3\ g = 9,3\ g\ NaCl$$

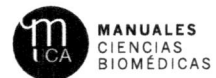
Ejercicios prácticos

- *Ejercicio práctico 3.8.1. Miriam presenta hiponatremia con síntomas de intoxicación acuosa. Para corregir esta sintomatología, se inicia una fluidoterapia basada en suero hipertónico 2% a 30 mL/h. Cada día, ¿cuántos gramos de cloruro sódico adicional se administra con este tipo de suero hipertónico respecto al suero fisiológico 0,9%?*

- *Ejercicio práctico 3.8.2. Laura presenta síntomas de una deshidratación hipertónica, por lo que se le prescribe suero hipotónico 0,45% a una velocidad de 10 got/min en un sistema de macrogoteo de 20 got/mL. ¿Cuánto cloruro sódico se administra al día?*

- *Ejercicio práctico 3.8.3. ¿Cuántos gramos de cloruro sódico aporta en total 500 mililitros de suero fisiológico 0,9%, 500 mililitros de suero glucosado 5% y 500 mililitros de suero glucosalino hiposódico 0,3%?*

- *Ejercicio práctico 3.8.4. Javier se encuentra bajo un tratamiento analgésico consistente en 1 gramo de paracetamol c/6 horas (disuelto en 100 mililitros, 0,794 mg de sodio por cada mililitro) y metamizol, ampollas de 2 gramos / 5 mL, c/8 horas, disuelto en 100 mililitros de suero fisiológico 0,9%. ¿Cuántos miligramos de sodio se aporta a diario con la administración de estos fármacos?*

- *Ejercicio práctico 3.8.5. En el tratamiento farmacológico de Nuria se especifica que deben alternarse la administración de suero fisiológico 0,9% y suero hipertónico 2% (envases de 500 mililitros en ambos casos) a una velocidad en ambos de 83,33 mL/h. a) ¿Cuántos mililitros recibe Nuria al día? b) ¿Cuántos miligramos de NaCl recibe al día?*

3.9. Cálculos relacionados con los requerimientos energéticos o el peso corporal de un adulto

Ejercicio de ejemplo 1. Calcula las kcal que se aportan en cada suero glucosado de 500 mililitros en sus distintas formas (5%, 10%, 20%, 30% y 50%).

Es habitual que en pacientes con dieta absoluta se les prescriba suero glucosado mientras no sea requerida la nutrición enteral o parenteral. Se busca con ello mantener los niveles de glucemia en un estado de salud en el que existen factores de agresión (intervenciones quirúrgicas, infecciones…, etc.) y que suponen un mayor gasto calórico. Para conocer las kilocalorías que aportan las diferentes presentaciones de suero glucosado, debemos tener en cuenta las concentraciones de cada uno de ellos y multiplicarlos por las kilocalorías teóricas que aporta un gramo de glucosa según las fichas técnicas de sueros glucosados (4 kcal/g) (AEMPS, 2017; Trim, 2004):

$$x_{5\%} = 500 \; mL \times \frac{5 \; g}{100 \; mL} \times \frac{4 \; kcal}{1 \; g} = 100 \; kcal$$

$$x_{10\%} = 500 \; mL \times \frac{10 \; g}{100 \; mL} \times \frac{4 \; kcal}{1 \; g} = 200 \; kcal$$

$$x_{20\%} = 500 \; mL \times \frac{20 \; g}{100 \; mL} \times \frac{4 \; kcal}{1 \; g} = 400 \; kcal$$

$$x_{30\%} = 500 \; mL \times \frac{30 \; g}{100 \; mL} \times \frac{4 \; kcal}{1 \; g} = 600 \; kcal$$

$$x_{50\%} = 500 \; mL \times \frac{50 \; g}{100 \; mL} \times \frac{4 \; kcal}{1 \; g} = 1.000 \; kcal$$

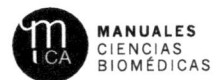
De forma alternativa, podemos usar la regla de los múltiplos para calcular las soluciones con mayor rapidez:

$$x_{5\%} = 500 \ mL \times \frac{5 \ g}{100 \ mL} \times \frac{4 \ kcal}{1 \ g} = 100 \ kcal$$

$$x_{10\%} = 100 \ kcal \times 2 = 200 \ kcal$$

$$x_{20\%} = 100 \ kcal \times 4 = 400 \ kcal$$

$$x_{30\%} = 100 \ kcal \times 6 = 600 \ kcal$$

$$x_{50\%} = 100 \ kcal \times 10 = 1.000 \ kcal$$

Ejercicio de ejemplo 2. Gema presenta un tratamiento farmacológico basado en fluidoterapia mediante suero glucosado 10% a una velocidad de 83,33 mL/h, dado que se encuentra actualmente en dieta absoluta sin nutrición enteral ni parenteral. a) ¿Cuánta glucosa recibe al día? b) ¿Cuántas kilocalorías aporta esta administración continua? c) ¿La dosis es suficiente como para cubrir los requerimientos energéticos diarios del paciente (1.700 kcal)?

a) Para conocer la glucosa que recibe al día, primero es necesario saber cuánto volumen se administra en 24 horas:

$$x_{Volumen} = 24 \ h \times \frac{83,33 \ mL}{1 \ h} = 2.000 \ mL$$

Intencionadamente, se trata de un volumen que se aproxima al balance hídrico diario. A continuación, procedemos a calcular los gramos de glucosa al 10% que contiene este volumen:

$$x_{Cantidad} = 2.000 \ mL \times \frac{10 \ g}{100 \ mL} = 200 \ g \ de \ glucosa$$

b) En este caso, el cálculo es simple sabiendo que la glucosa aporta 4 kcal/g teóricos:

$$x_{Energía} = 200 \ g \times \frac{4 \ kcal}{1 \ g} = 800 \ kcal$$

c) Si realizamos el cálculo del balance energético (ingresos menos pérdidas), resultaría:

$$x_{Energía} = 800 \ kcal - 1.700 \ kcal = -900 kcal$$

Por lo tanto, se trata de un balance energético bastante negativo y no sería suficiente para cubrir con los requerimientos energéticos de Gema (obviando que temporalmente no se reparte de forma prorrateada la distribución normal de macronutrientes mientras se mantenga la dieta absoluta sin nutrición enteral o parenteral). En definitiva, se necesita más aporte energético por otras vías (nutrición enteral o parenteral), al menos mientras mantenga una pauta de dieta absoluta.

Ejercicio de ejemplo 3. Un profesional de enfermería se encuentra trabajando en la unidad hospitalaria de neurocirugía. Se precisa conocer el peso de uno de los pacientes asignados a su cuidado, pero se encuentra encamado y no se dispone actualmente de aparatos de medición de peso corporal bajo dichas circunstancias. Este paciente se encuentra actualmente, desde hace 24 horas, bajo un tratamiento farmacológico consistente en nimodipino (0,2 mg/mL) con una dosis diaria de 64,08 mg. a) ¿Cuántos mililitros de nimodipino se administra al día? b) Calcula el peso aproximado del paciente en base a la dosis.

a) Dado que conocemos la dosis que se infunde al día, solo habría que establecer la proporcionalidad para resolver el volumen:

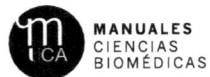
$$x_{Volumen} = 64,08 \; mg \times \frac{1 \; mL}{0,2 \; mg} = 320,4 \; mL \approx 320 \; mL$$

b) Se trata de una metodología infrecuente de determinación de peso corporal de un paciente. Habitualmente, en pacientes encamados, se emplean dispositivos como grúas con medición de peso o sistemas de pesaje de la cama hospitalaria. Al no disponer de estos materiales, pero sí de una prescripción de un fármaco dependiente del peso corporal del paciente, suponiendo que no haya habido cambios bruscos recientes y que no se apuntó previamente el dato o se desconoce, se podría determinar el mismo. Para ello, al recurrir a la ficha técnica del medicamento (AEMPS, 2017), comprobamos que el nimodipino en esta forma farmacéutica se administra a una velocidad de infusión de 30 mcg/kg/h. Como disponemos de la dosis diaria, entonces se procederá al cálculo del peso:

$$x_{Peso} = \frac{64,08 \; mg}{1 \; día} \times \frac{1 \; día}{24 \; h} \times \frac{1.000 \; mcg}{1 \; g} \times \frac{1 \; kg}{\dfrac{30 \; mcg}{1 \; h}} = 89 \; kg$$

Ejercicio de ejemplo 4. Natalia, de 88 kg, ha sufrido un episodio de «flutter» auricular. Tras varios días ingresada en la unidad hospitalaria, presenta una infusión de amiodarona 1.200 mg (1 ampolla: 150 mg / 3 mL) disueltos en 250 mililitros de suero glucosado 5% a 10 mL/h. a) ¿Cuántos mcg/kg/min se administra a Natalia? b) ¿Es correcta la dosis?

a) Es una de las situaciones en las que el cálculo de dosis es más complejo. La forma de resolverlo variará en función del orden de paso de unidades (sobre todo si se usa la regla de tres simple directa). Para simplificar las operaciones y mejorar la comprensión del procedimiento, dicho cálculo se dividirá en 5 fases: (1) determinación de los mililitros que se extraen de la ampolla y su adición al suero glucosado 5%, (2) el paso de los miligramos a microgramos, (3) la conversión de la concentración de amiodarona a un solo mililitro, (4) la división de la dosis por el peso del paciente y (5) el paso de los mL/h a minutos.

Fase 1:

$$x_{Volumen} = 1.200 \ mg \times \frac{3 \ mL}{150 \ mg} = 24 \ mL$$

$$x_{Volumen} = 250 \ mL + 24 \ mL = 274 \ mL$$

Fase 2:

$$x_{Cantidad} = 1.200 \ mg \times \frac{1.000 \ mcg}{1 \ mg} = 1.200.000 \ mcg$$

Fase 3:

$$x_{Concentración} = \frac{1.200.000 \ mcg}{274 \ mL} = 4.379,56 \ mcg/mL$$

Fase 4:

$$x_{Dosis} = \frac{4.379,56 \ mcg/mL}{88 \ kg} = 49,77 \ mcg/kg/mL$$

Fase 5:

$$x_{Dosis} = \frac{\dfrac{49,77 \ mcg}{1 \ kg}}{1 \ mL} \times \frac{10 \ mL}{1 \ h} = 497,7 \ mcg/kg/h$$

$$x_{Dosis} = \frac{\dfrac{497,7 \ mcg}{1 \ kg}}{1 \ h} \times \frac{1 \ h}{60 \ min} = 8,29 \ mcg/kg/min \approx 8 \ mcg/kg/min$$

b) La amiodarona es uno de los tratamientos farmacológicos empleados en las taquiarritmias y prevención de recidivas de otros episodios arrítmicos. La dosis de mantenimiento (ya que Natalia lleva varios días ingresada) para evitar de nuevo el

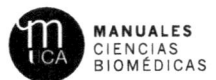

«flutter» auricular, se sitúa entre 10-20 mg/kg/día. Veamos cuáles son esos márgenes:

$$x_{10\,mg/kg} = 88\,kg \times \frac{10\,mg}{1\,kg} = 880\,mg$$

$$x_{20\,mg/kg} = 88\,kg \times \frac{20\,mg}{1\,kg} = 1.760\,mg$$

En consecuencia, el margen terapéutico de dosificación para el peso corporal de Natalia se sitúa entre 880-1.760 miligramos. No obstante, se indica en la ficha técnica del medicamento que, para la dosis de mantenimiento, no se debe superar los 1.200 mg/día (AEMPS, 2017). Por lo tanto, realmente el margen terapéutico de Natalia se situaría entre 880-1.200 mg/día. Realizamos la comprobación de si la dosis calculada en el apartado anterior se encuentra dentro de los límites (incluyendo todos sus decimales calculados para evitar incurrir en margen de error, aunque aquí dicha solución aparezca redondeada a dos décimas):

$$x_{Dosis} = \frac{\dfrac{8,29\,mcg}{1\,kg}}{1\,min} \times \frac{60\,min}{1\,h} \times \frac{24\,h}{1\,día} = 11.944\,mcg/kg/día$$

$$x_{Dosis} = \frac{11.944\,mcg}{\dfrac{1\,kg}{1\,día}} \times \frac{1\,mg}{1.000\,mcg} = 11,94\,mg/kg/día$$

Observamos que se sitúa dentro del rango de dosificación, pero podría ser posible que Natalia, dado su peso corporal, superase la dosis máxima establecida, así que calculamos la dosis diaria según su peso para corroborarlo:

$$x_{Dosis} = 88\,kg \times \frac{8,29\,mcg \times \dfrac{1\,mg}{1.000\,mcg}}{\dfrac{1\,kg}{1\,min} \times \dfrac{1.440\,min}{1\,día}} = 1.051,1\,mg/día$$

El valor queda por debajo de los 1.200 mg/día, así que es una prescripción correcta. Alternativamente, el resultado se puede obtener fácilmente sabiendo la velocidad y el volumen a administrar en un día:

$$x_{Volumen} = \frac{10 \; mL}{1 \; h} \times \frac{24 \; h}{1 \; día} = 240 \; mL$$

$$x_{Dosis} = \frac{240 \; mL}{1 \; día} \times \frac{1.200 \; mg}{274 \; mL} = 1.051,1 \; mg/día$$

Ejercicios prácticos

- *Ejercicio práctico 3.9.1. Joaquín mantiene una dieta absoluta. Se le pauta suero glucosado 5% en infusión continua a una velocidad de 12 gotas/min en un sistema de macrogoteo de 20 got/min. a) ¿Cuántas kilocalorías diarias aporta esta infusión a Joaquín? b) ¿Cuántos gramos de glucosa se administra en total tras una semana?*

- *Ejercicio práctico 3.9.2. Francisco, de 90,6 kg, se encuentra ingresado en la unidad de Urología al padecer una gangrena de Fournier. Aparte del tratamiento antibiótico, se le prescribe petidina para el control del dolor (ampolla con una concentración de 100 mg / 2 mL) por vía intravenosa cada 6 horas (dosis de 0,7 mg/kg de peso). a) ¿Cuánta dosis debe administrarse en cada momento? b) ¿Cuánto volumen debe extraerse de la ampolla? c) ¿Cuál es la dosis diaria?*

- *Ejercicio práctico 3.9.3. Ana, de 55 kg, se encuentra ingresada en el hospital tras un episodio de arritmia ventricular. Ahora mismo se encuentra bajo una dosis de mantenimiento de lidocaína a una dosis diaria de 3,168 gramos. ¿Cuál es la velocidad de administración en mcg/kg/min?*

- *Ejercicio práctico 3.9.4. Maya, de 2 años de edad, presenta una dosis de mantenimiento de fenitoína a una velocidad de 5 mg/kg/día. Si se administran 60 mg de fenitoína al día, ¿cuánto pesa Maya?*

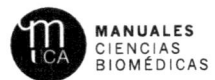
3.10. Cálculos de dosis de medicamentos en edad pediátrica mediante fórmulas específicas

Las prescripciones de medicamentos en niños se suelen realizar teniendo en consideración su peso corporal (medido en kilogramos) (Lenehan, 2012). Por regla general, la dosificación se expresa como los miligramos de principio activo que se han de administrar por cada kilogramo de peso del menor en el intervalo de tiempo especificado, teniendo en cuenta la importancia de un correcto cálculo de dosis, dado que el riesgo de complicaciones derivadas es mucho mayor con respecto a un adulto (Pentin et al., 2016a, 2016b).

Dosis diaria (mg) = Dosis de medicamento (mg) x Peso corporal (kg) x Frecuencia (n° de veces al día).

Ejercicio de ejemplo 1. María tiene 2 años de edad y 13 kg de peso. Presenta fiebre y el profesional de pediatría le prescribe la administración de 10 mg/kg de paracetamol vía oral cada 4 horas. Tenemos disponible en la unidad paracetamol, solución oral, con una concentración de 100mg/mL. a) ¿Cuántos mg se administran cada 4 horas? b) ¿Cuántos mililitros de solución debemos de coger para administrar los mg prescritos en cada toma?

a) Para calcular los miligramos que debemos administrar, debemos multiplicar los prescritos por los kilogramos de peso de María.

$$x_{Dosis} = 10\ mg \times 13\ kg = 130\ mg\ por\ peso\ de\ María$$

b) Con la regla de tres se calcula cuántos mililitros debemos administrar por vía oral de paracetamol 10 mg/mL para alcanzar la dosis prescrita.

$$100\ mg \rightarrow 1\ mL$$
$$130\ mg \rightarrow x$$

$$x_{Dosis} = \frac{130 \; mg \; \times \; 1 \; mL}{100 \; mg} = 1{,}3 \; mL \; cada \; toma$$

Ejercicio de ejemplo 2. Pedro tiene 1 año de edad y 11 kg de peso. Presenta hipertermia y desde la Unidad de Pediatría se le prescribe la administración de 15 mg/kg de paracetamol vía intravenosa cada 4 horas. Tenemos disponible en la unidad paracetamol, solución para perfusión, con una concentración de 500 mg / 50 mL. a) ¿Cuántos miligramos se administran cada 4 horas? b) ¿Cuántos mililitros de solución debemos infundir?

a) Para calcular la dosis que debemos administrar se multiplica el peso del niño por los miligramos prescritos.

$$x_{Dosis} = 15 \; mg \; \times \; 11 \; kg = 165 \; mg \; por \; peso \; de \; Pedro$$

b) A continuación, con una regla de tres se calculan los mililitros que deben administrarse por vía intravenosa de paracetamol 500 mg / 50 mL para alcanzar la dosis prescrita.

$$500 \; mg \rightarrow 50 \; mL$$
$$165 \; mg \rightarrow x$$

$$x_{Volumen} = \frac{165 \; mg \; \times \; 50 \; mL}{500 \; mg} = 16{,}5 \; mL \; cada \; toma$$

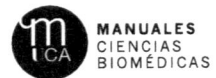
Ejercicio de ejemplo 3. Claudia tiene 3 años de edad y 15 kg de peso. Debemos de administrar 30 mg/kg/día de ibuprofeno vía oral dividido en 3 tomas. Tenemos disponible ibuprofeno en la unidad hospitalaria, solución oral, con una concentración de 20 mg/mL. a) ¿Cuántos miligramos se administran cada 8 horas? b) ¿Cuántos mililitros de solución debemos de extraer para administrar los miligramos prescritos en cada toma?

a) Primero, se calculan los miligramos que debemos administrar en base al peso de Claudia.

$$x_{Dosis} = 30 \, mg \times 15 \, kg = 450 \, mg/día$$

A continuación, se calculan los miligramos que se deben administrar en cada toma.

$$x_{Dosis} = \frac{450 \, mg}{3 \, tomas} = 150 \, mg/toma$$

b) Finalmente, con una regla de tres se calcula cuántos ml debemos administrar vía oral de ibuprofeno a una concentración de 20 mg/ml para alcanzar la dosis prescrita.

$$20 \, mg \rightarrow 1 \, mL$$
$$150 \, mg \rightarrow x$$

$$x_{Volumen} = \frac{150 \, mg \times 1 \, mL}{20 \, mg} = 7,5 \, mL$$

Ejercicio de ejemplo 4. Juan tiene 1 mes de edad y 5 kg de peso. El pediatra nos solicita que administremos 0,01 mg/kg de adrenalina por vía intravenosa. Tenemos disponible en la unidad hospitalaria adrenalina, solución inyectable, a una concentración de 1 mg/mL. a) ¿Cuántos miligramos debemos administrar? b) ¿Cuántos mililitros de solución debemos de administrar según los miligramos prescritos?

a) Para calcular la dosis en miligramos para Juan, se deben multiplicar los prescritos por el peso del niño.

$$x_{Dosis} = 0,01\ mg\ \times\ 5\ kg = 0,05\ mg\ por\ peso\ de\ Juan$$

b) Para poder administrar esos miligramos de adrenalina se tienen que diluir en 9 mililitros de suero fisiológico, obteniéndose la siguiente concentración: adrenalina 1 mg / 10 mL, de lo contrario la cantidad de volumen resultante es tan pequeña que sería difícil de administrar. Con una regla de tres se calcula cuántos mililitros de adrenalina se administrarán, por vía intravenosa, para alcanzar la dosis prescrita.

$$1\ mg \rightarrow 10\ mL$$
$$0,05\ mg \rightarrow x$$

$$x_{Volumen} = \frac{0,05\ mg\ \times\ 10\ mL}{1\ mg} = 0,5\ mL$$

Ejercicio de ejemplo 5. Jesús tiene 1 año de edad y 12 kg de peso. Presenta una infección que requiere la administración de clindamicina 80 miligramos cada 8 horas (300 mg / 2 mL). a) ¿Cuántos mililitros de clindamicina se administran al día? b) ¿Cuál sería la dosis diaria si usamos la regla de Fried?

a) Al administrarse tres veces al día, básicamente la dosis diaria será el triple:

$$x_{Dosis} = \frac{80\ mg}{8\ h} \times \frac{24\ h}{1\ día} = 240\ mg/día$$

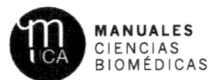

b) La regla de Fried se emplea para estimar la dosis pediátrica hasta 2 años de edad, basándose en la posología en adultos.

$$Regla\ de\ Fried = \frac{Edad\ en\ meses}{150} \times Dosis\ en\ adultos$$

En este caso, se está utilizando la dosis mínima diaria para lactantes y niños mayores, por lo que habrá que emplear la homónima para adultos, que en este caso son 1.200 miligramos:

$$x_{Dosis} = \frac{12}{150} \times \frac{1.200\ mg}{1\ día} = 96\ mg/día$$

Comprobamos que la regla de Fried no siempre se acerca a la dosis estimada para la edad pediátrica de 1 año (240 miligramos diarios frente a los 96 obtenidos por la regla de Fried). En consecuencia, debe consultarse la ficha técnica del medicamento para asegurarse de la existencia de dosificación indicada para la edad pediátrica, en cuyo caso habría que tomarla en consideración (AEMPS, 2017).

Ejercicio de ejemplo 6. Violeta es una niña de 8 años de edad que necesita un tratamiento basado en metoclopramida (forma farmacéutica: 10 mg cada comprimido) cada 8 horas. a) ¿Cuántos miligramos se le administra a la persona si en la ficha técnica del medicamento aparece, para la población pediátrica, una dosis diaria de 7,5 miligramos? b) ¿Cuál sería la dosis a administrar si usáramos la regla de Young?

a) Al ser una dosis cada 8 horas, se debe dividir la dosis diaria en tres partes, que coincide cada una con un cuarto del comprimido que disponemos:

$$x_{Dosis} = 8\ h \times \frac{7,5\ mg}{24\ h} = 2,5\ mg\ en\ cada\ toma$$

b) La regla de Young puede estimar la dosis pediátrica entre 1 y 12 años de edad. Tiene en cuenta la edad y la dosis en adultos:

$$Regla\ de\ Young = \frac{Edad\ en\ años}{Edad\ en\ años\ +\ 12} \times Dosis\ en\ adultos$$

Dado que tenemos una dosis fija para la población adulta (10 miligramos) y conocemos la edad de Violeta, podemos realizar la estimación:

$$x_{Dosis} = \frac{8}{8\ +\ 12} \times 10\ mg = 4\ mg$$

En este caso, la dosis varía bastante entre ambas estrategias (2,5 miligramos según la ficha técnica, 4 miligramos según la regla de Young). Por lo tanto, es determinante tomar como referencia la ficha técnica del medicamento (AEMPS, 2017).

Ejercicios prácticos
- *Ejercicio práctico 3.10.1. Samuel, de 12 meses de edad y con un peso de 9 kg, se le pauta metoclopramida v.o., 20 mg/kg/día en 3 tomas. ¿Cuál es la dosis que se administra en cada toma?*
- *Ejercicio práctico 3.10.2. Áureo pesa 15 kg y presenta fiebre de 38,5°C. El pediatra le prescribió paracetamol en jarabe a una dosis de 15 mg/kg de peso, vo, c/6h. Disponemos de un frasco de paracetamol de 100 mg/mL. a) ¿Cuántos mililitros precisará en cada toma? b) ¿Cuál es la dosis diaria? c) ¿La dosis se encuentra dentro del margen terapéutico?*
- *Ejercicio práctico 3.10.3. Álvaro, de 22 kg de peso, necesita la administración de ibuprofeno en jarabe (20 mg/mL), 180 mg cada 8 horas. a) ¿Cuánto volumen de jarabe de ibuprofeno se deberá extraer en cada toma? b) ¿Cuál es la dosis diaria que se le administra a Álvaro?*
- *Ejercicio práctico 3.10.4. Se pauta a César un tratamiento farmacológico consistente en ampicilina por vía intravenosa cada día, a una dosis de 50*

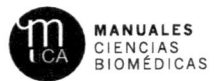
mg/kg/día. ¿Cuánta dosis en gramos se administra al día si César pesa 13 kilogramos?

- *Ejercicio práctico 3.10.5. Mario tiene 10 años de edad y 35 kg de peso. En la hoja de tratamiento aparece que debemos administrar paracetamol a una dosis de 15 mg/kg de peso por vía intravenosa cada 4 horas. Tenemos disponible en la unidad hospitalaria paracetamol, solución para perfusión, con una concentración de 1.000 mg / 100 mL. a) ¿Cuántos miligramos se administran cada 4 horas? b) ¿Cuántos mililitros de solución debemos perfundir cada 4 horas?*

- *Ejercicio práctico 3.10.6. Sonia tiene 8 años de edad y 26 kg de peso. Según la prescripción médica, debemos administrar ibuprofeno a una dosis de 30 mg/kg/día, vía oral, dividido en 3 tomas. Tenemos disponible en la unidad ibuprofeno solución oral con una concentración de 40 mg/mL. a) ¿Cuántos miligramos debemos administrar al día? b) ¿Cuántos miligramos se administran en 1 toma? c) ¿Cuántos mililitros de solución debemos administrar en cada toma?*

- *Ejercicio práctico 3.10.7. Jaime acaba de nacer y pesa 3 kg. Tras iniciar maniobras de reanimación, nos solicita el pediatra que administremos 0,01 mg/kg de adrenalina por vía intravenosa. Tenemos disponible en paritorio adrenalina 1 mg/mL, solución inyectable. a) ¿Cuántos miligramos debemos administrar? b) ¿Cuántos mililitros de solución debemos administrar?*

- *Ejercicio práctico 3.10.8. Luciano tiene 4 años de edad y 18 kg de peso. Se le pauta una administración de adrenalina a una dosis de 0,01 mg/kg de peso por vía intravenosa. Tenemos disponible en la UCI pediátrica adrenalina 1 mg/mL, solución inyectable a) ¿Cuántos miligramos debemos administrar? b) ¿Cuántos mililitros de solución debemos de administrar según los miligramos prescritos?*

3.11. Otros ejercicios relacionados con cálculo de dosis de medicamentos

Ejercicio de ejemplo 1. Luisa padece una infección ocular en ambos ojos. Necesita la administración de 1 gota de tobramicina (3 mg/mL) en ambos ojos cada 4 horas. a) ¿Cuántas gotas se administran en total durante el día? b) ¿Cuántos miligramos se administran al día, suponiendo que son necesarias 2 gotas de tobramicina para alcanzar 1 mililitro?

a) Se debe tener en cuenta que se va a administrar una gota en cada ojo de Luisa:

$$x_{Dosis} = \frac{2\ gotas}{4\ h} \times \frac{24\ h}{1\ día} = 12\ gotas/día$$

b) Partiendo del resultado del anterior apartado, el cálculo es el siguiente:

$$x_{Cantidad} = \frac{12\ gotas}{1\ día} \times \frac{1\ mL}{2\ gotas} \times \frac{3\ mg}{1\ mL} = 18\ mg$$

Ejercicio de ejemplo 2. A Vicente se le prescriben 2 gotas de un fármaco en cada ojo cada 2 horas durante 7 días. ¿Cuántas gotas se deben administrar en el ojo derecho durante todo el tratamiento?

En este caso, se está preguntando por el ojo derecho de Vicente, no ambos ojos:

$$x_{Dosis} = \frac{1\ gotas}{2\ h} \times \frac{24\ h}{1\ día} \times \frac{7\ días}{1\ semana} = 84\ gotas/semana$$

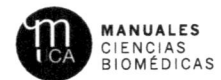
Ejercicio de ejemplo 3. Claudia padece una insuficiencia renal crónica y padece además otitis media supurativa. Se le prescribió un tratamiento antibiótico basado en ciprofloxacino (2 mg/mL, envases de 200 mililitros) y los resultados del análisis bioquímico indicaron una creatinina sérica de 150 μmol/L. a) ¿Cuál es la dosis de ciprofloxacino recomendada en este caso? b) Si la prescripción indica: «200 mg cada 12 horas», ¿cuántos mililitros habría que infundir en cada administración del medicamento?

a) En caso de patología renal, es primordial recurrir a las fichas técnicas de los medicamentos, ya que, al ser la vía de eliminación más frecuente de los fármacos, es muy posible que se deba ajustar la dosis (Montañés-Pauls et al., 2009; Nyman, 2015). En este caso, dado el valor de creatinina sérica, la dosis oscila entre 200-400 miligramos cada 12 horas (AEMPS, 2017).

b) Sabemos la concentración de ciprofloxacino y el volumen que existe en el envase, por lo que procedemos a resolver la cuestión:

$$x_{Volumen} = 200 \; mg \times \frac{1 \; mL}{2 \; mg} = 100 \; mL$$

Ejercicio de ejemplo 4. Una enfermera inicia el turno en la unidad hospitalaria de oncología. La hoja de tratamiento de Víctor se encuentra a mano al no estar todavía informatizada (Figura 14).

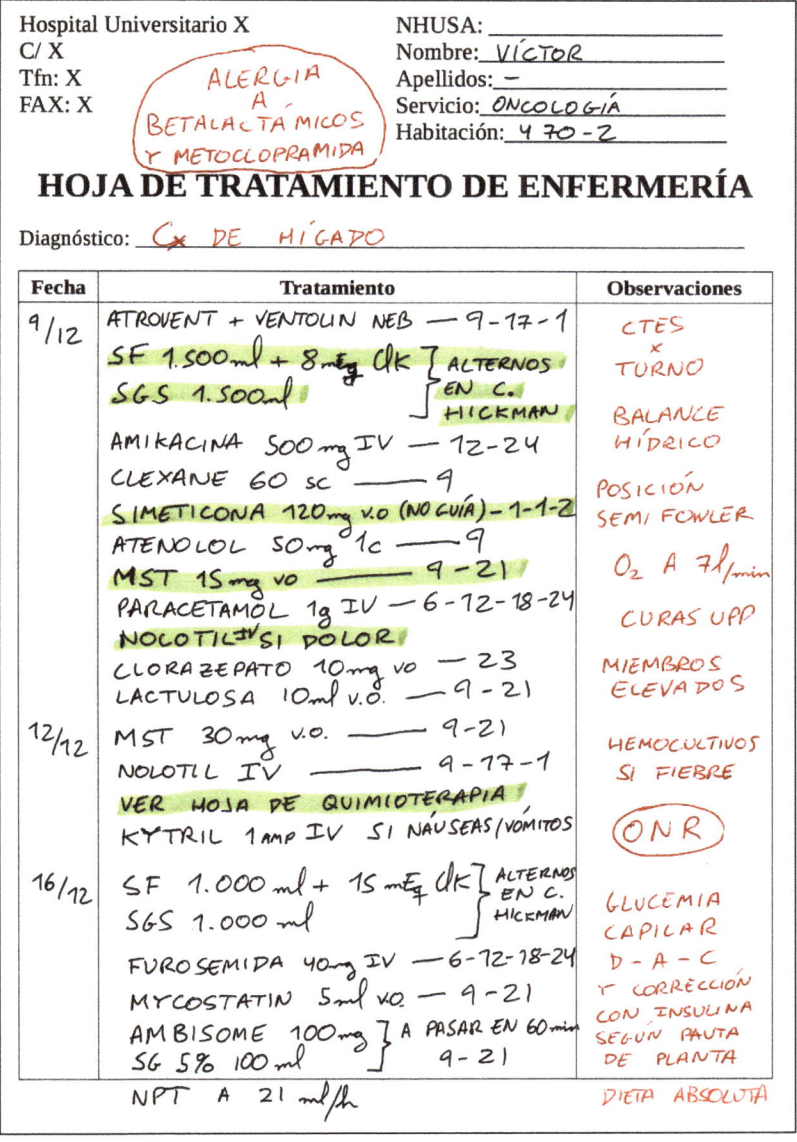

Figura 14. Hoja de tratamiento de Víctor escrita a mano.

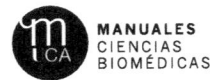
a) ¿Qué errores de transcripción presenta esta hoja de tratamiento de enfermería? b) ¿A qué grupos farmacológicos pertenece cada medicamento en el tratamiento actual? ¿Existen incompatibilidades con las alergias descritas? c) ¿Cuántos medicamentos se administran a las 9:00? d) ¿Cuál es la velocidad de infusión en mL/h de la amfotericina B? e) ¿Cuánta nutrición parenteral en mililitros infundimos a Víctor a lo largo de 1 día? f) Si la amikacina se presenta en ampollas de 500 mg / 2 mL y se diluye en 100 mililitros de suero fisiológico 0,9%, como se indica en la ficha técnica del medicamento, ¿cuál sería la velocidad de infusión en got/min en sistema de macrogoteo (20 got/mL) si se administra en 1 hora y 30 minutos en cada administración? g) ¿Cuánto volumen y velocidad en mL/h de fluidoterapia basada en sueros recibe Víctor a diario (excluyendo la disolución de KCl)? h) ¿Cómo es el estado general de Víctor tras interpretar la hoja de tratamiento?

Antes de iniciar las respuestas a los ejercicios, se debe tener en cuenta que, actualmente, para evitar errores relacionados con el tratamiento y cuidados de enfermería, se ha realizado una informatización de todos los datos relacionados con los pacientes durante su ingreso hospitalario en la última década. Ello comporta una excesiva burocratización y disminución de la actividad directa del profesional de enfermería con los pacientes, pero también es indispensable registrar toda labor de cuidado para fines asistenciales, administrativos e investigadores; aumentando en el proceso la seguridad del paciente.

No obstante, en ocasiones, la historia clínica y otra documentación relacionada no se encuentra informatizada, bien por no tener implantado el centro hospitalario de un sistema informático, dificultades administrativas en el momento del ingreso o por constantes cambios en los tratamientos; entre otros. Así pues, es posible que se disponga de una hoja de tratamiento escrita a mano, como en este ejercicio.

a) A pesar de la facilidad de crear una hoja de tratamiento de enfermería manual, presenta varios inconvenientes que pueden llegar a producir un error de medicación. En este caso, no existe un riesgo elevado en la transcripción del texto escrito al estar en mayúsculas. Sin embargo, se evidencian algunos errores o características potencialmente subsanables:

(1) La habitación se expresa como «470-2». Se sobreentiende que el paciente se encuentra en la cama hospitalaria más alejada de la puerta de la habitación (en caso de que la habitación cuente con dos camas hospitalarias). No obstante, este criterio puede variar en cada centro hospitalario, por lo que es recomendable que cada cama hospitalaria tenga un código o señal de identificación. También sería obligatorio identificar a Víctor una vez que se acceda a la habitación.

(2) Varios fármacos pautados están subrayados. Dependiendo del centro hospitalario, puede haberse utilizado para resaltar dichos medicamentos o bien que se han eliminado de la prescripción (para no volver a escribir una nueva hoja de tratamiento). En este caso, se trata de lo segundo, ya que en la hoja de tratamiento aparece una fluidoterapia más actualizada.

(3) Algunos medicamentos están escritos bajo su nombre comercial. Dado que existen múltiples nombres comerciales para un mismo principio activo, es recomendable escribir directamente los principios activos.

(4) A veces se hace mención a la forma farmacéutica de los medicamentos, pero no en todos, facilitando que puedan existir RAM relacionadas con los excipientes.

(5) No se hace mención a la dosis de la nebulización.

(6) En cuanto a la heparina, aunque solo existe esa forma farmacéutica como tal, no se indica la unidad de medida.

(7) La abreviatura de cloruro potásico no está correctamente escrita.

(8) No queda claro si el cloruro potásico se administra en cada suero fisiológico de 500 mililitros o bien en el volumen total de dicho suero (1.000 mililitros).

(9) Se presupone que el suero fisiológico es de 0,9%, pero no se indica.

(10) No se señalan las concentraciones de glucosa y cloruro sódico en el suero glucosalino.

(11) Se utilizan demasiadas abreviaturas que dificultan la interpretabilidad.

(12) Las horas de administración de los fármacos no están alineadas, por lo que se dificulta su lectura.

(13) Aunque se suele definir la pauta de administración de la insulina en la carpeta donde se anexan todas las hojas de tratamiento en cada unidad hospitalaria, sería recomendable que apareciese en la hoja de tratamiento de Víctor.

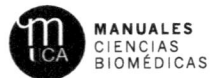
(14) Los cuidados de enfermería no están lo suficientemente desarrollados en la hoja de tratamiento.

(15) En general, al ser un tratamiento farmacológico complejo, el desorden de los medicamentos en la hoja aumenta la dificultad de comprensión del mismo.

b) En la hoja de tratamiento de enfermería actualizada aparecen diferentes grupos farmacológicos:

(1) Anticolinérgico (ipratropio).

(2) Simpaticomimético agonista ß$_2$ (salbutamol).

(3) Antibiótico aminoglucósido (amikacina).

(4) Antifúngicos (amfotericina B y nistatina).

(5) Heparina de bajo peso molecular (enoxaparina).

(6) Betabloqueante (atenolol).

(7) AINEs (paracetamol y metamizol).

(8) Opiáceo (morfina).

(9) Benzodiazepina (clorazepato).

(10) Laxante osmótico (lactulosa).

(11) Antagonista de los receptores de serotonina 5-HT$_3$ (granisetrón).

(12) Diurético (furosemida).

(13) Insulina (no se indica el fármaco).

(14) Fluidoterapia no coloidal (suero fisiológico 0,9% y suero glucosalino) con suplementación de electrolitos (potasio).

(15) Oxígeno medicinal.

(16) Se debe tener en cuenta el tratamiento de las úlceras por presión, que pueden contar con fármacos suplementarios.

Dado que existen numerosos fármacos de diferente naturaleza, es esencial que el profesional de enfermería vigile concienzudamente a Víctor para la detección precoz de posibles interacciones medicamentosas.

c) Se administran un total de 9 medicamentos (pudiendo incluirse la insulina en caso necesario).

d) La amfotericina B está presente en forma de polvo liofilizado, por lo que el volumen de SG 5% es el que finalmente se va a administrar. Sabiendo que debe administrarse en una hora, el resultado es el siguiente:

$$x_{Velocidad} = \frac{100\ mL}{60\ min} \times \frac{60\ min}{1\ h} = 100\ mL/h$$

e) Al conocerse las horas que implica un día y la velocidad de administración, Víctor recibe un total de 504 mililitros cada día:

$$x_{Volumen} = \frac{21\ mL}{1\ h} \times \frac{24\ h}{1\ día} = 504\ mL/día$$

f) En primer lugar, vamos a calcular el volumen que se va a administrar. En este caso, el volumen de la ampolla contiene la dosis prescrita, así que solo se debe añadir el contenido de la misma al suero fisiológico 0,9%:

$$x_{Volumen} = 2\ mL\ +\ 100\ mL = 102\ mL$$

Ahora solo falta calcular la velocidad de administración en got/min:

$$x_{Velocidad} = \frac{102\ mL}{1,5\ h} \times \frac{20\ got}{1\ mL} \times \frac{1\ h}{60\ min} = 22,67\ got/min \approx 23\ got/min$$

g) Es uno de los cálculos de dosis más frecuentes en el ámbito hospitalario. Comprobamos que actualmente se le administra a diario 1.000 mililitros de suero fisiológico 0,9% y 1.000 mililitros de suero glucosalino:

$$x_{Volumen} = 1.000\ mL + 1.000\ mL = 2.000\ mL$$

Ahora solo falta determinar la velocidad de administración, dado que conocemos el volumen diario infundido:

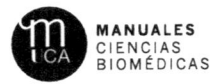
$$x_{Velocidad} = \frac{2.000\ mL}{1\ día} \times \frac{1\ día}{24\ h} = 83{,}33\ mL/h \approx 83\ mL/h$$

h) Conociendo los grupos farmacológicos administrados, Víctor está padeciendo infecciones micóticas y bacterianas. La analgesia está directamente relacionada por el proceso cancerígeno, pero no se debe obviar que también está padeciendo de úlceras por presión. La administración de oxígeno medicinal, combinación de fármacos en nebulización y la posición de semi-Fowler indican un agravamiento del patrón respiratorio. La heparina y el laxante pueden estar directamente relacionados con el encamamiento de Víctor, especialmente si presenta úlceras por presión, denotando falta de cambios posturales y/o déficit nutricional proteico (de ahí la administración de nutrición parenteral). Por otra parte, recientemente ha recibido un tratamiento quimioterápico, lo que puede explicar toda la fluidoterapia mediante aporte de hidroelectrolitos, así como el uso de diuréticos, para ajustar el balance hídrico post-exposición. Asimismo, es frecuente que las infecciones puedan cursar con una elevación de la glucemia de Víctor, por lo que es posible que la prescripción estuviese relacionada con tal circunstancia. Por último, no podemos olvidar el aspecto psicológico del proceso patológico, en el que solo tenemos información de las circunstancias psicosociales de Víctor a través de la prescripción de la benzodiazepina. Tras la valoración general del tratamiento farmacológico, es muy posible que Víctor necesite de cuidados paliativos, aspecto que es reforzado en la hoja con la «Orden de No realización de Reanimación cardiopulmonar» (ONR).

Ejercicio de ejemplo 5. A Mariano se le ha realizado una paracentesis evacuadora, y el médico ha prescrito una dosis de albúmina de 6 gramos por cada litro de líquido ascítico obtenido. Si se obtuvieron 4 litros de líquido ascítico. ¿Cuántos mililitros de albúmina se administrarán si disponemos de albúmina con una concentración del 20% en 50 mililitros?

Primero, se calcula la dosis multiplicando los gramos prescritos de albúmina por los litros extraídos.

$$x_{Dosis} = 6g \times 4\,L = 24\ g\ por\ el\ total\ del\ líquido\ ascítico$$

El frasco con albúmina presenta una concentración del 20%, lo que significa que el mismo contiene 20 gramos por cada 100 mililitros de disolución. A continuación, mediante regla de tres simple directa, se calculan los mililitros que debemos administrar.

$$20\ g \rightarrow 100\ mL$$
$$24\ g \rightarrow x$$

$$x_{Volumen} = \frac{24\ g\ \times\ 100\ mL}{20\ mg} = 120\ mL$$

Como cada frasco contiene 50 mililitros, se tendrían que administrar 2 frascos completos y 20 mililitros de otro.

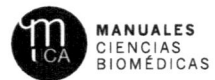
Ejercicios prácticos

- *Ejercicio práctico 3.11.1. Se le prescribió a Alfredo haloperidol, 5 gotas, c/8h, vía oral, todos los días. ¿Cuántas gotas se administrarán a lo largo de 30 días?*

- *Ejercicio práctico 3.11.2. Debido a una cirugía mayor ambulatoria, Elena se encuentra bajo tratamiento farmacológico basado en suero fisiológico 0,9% a 42 mL/h y una pauta analgésica consistente en 25 mg de dexketoprofeno cada 12 horas (debido a que padece una insuficiencia hepática leve). Se disponen ampollas de este fármaco a una concentración de 50 mg / 2 mL, debiendo diluirse en 100 mililitros de suero fisiológico 0,9% e infundir durante 30 minutos. a) ¿Cuántos mililitros se deben extraer de la ampolla de dexketoprofeno en cada administración? b) ¿Cuál es la velocidad de administración del dexketoprofeno? c) ¿Cuál es el volumen total infundido durante las 24 horas? d) ¿Es cierto que para una persona con insuficiencia hepática leve debe tener esta dosis diaria de dexketoprofeno?*

- *Ejercicio práctico 3.11.3. Vanesa necesita un tratamiento oftalmológico consistente en 2 gotas en cada ojo cada 4 horas durante 4 días. ¿Cuántas gotas se deben administrar en total durante todo el tratamiento?*

- *Ejercicio práctico 3.11.4. Yolanda presenta un tratamiento antianginoso consistente en parches de nitroglicerina por vía transdérmica (10 mg / 24 h). Se indica que el parche debe estar puesto entre las 9:00 hasta las 21:00. ¿Cuántos miligramos de nitroglicerina se administra?*

- *Ejercicio práctico 3.11.5. Tras realizar una paracentesis evacuadora a Luisa, se prescribe administrar albúmina 6 g por cada litro de líquido ascítico obtenido. Se obtuvieron 3 litros de líquido ascítico. a) ¿Cuántos gramos de albúmina se deben administrar? b) ¿Cuántos mililitros de albúmina se administrarán si disponemos de albúmina con una concentración del 20% en 50 mililitros?*

3.12. Soluciones a los ejercicios prácticos de cálculo de dosis de medicamentos

Apartado 3.1

- *Ejercicio 3.1.1.* 33 centilitros.
- *Ejercicio 3.1.2.* 450 miligramos.
- *Ejercicio 3.1.3.* 10.000 mililitros.
- *Ejercicio 3.1.4.* 5.300 miligramos.
- *Ejercicio 3.1.5.* 4×10^6 microgramos.
- *Ejercicio 3.1.6.* 0,00008 m^2.
- *Ejercicio 3.1.7.* 225 miligramos.
- *Ejercicio 3.1.8.* 30.000.000 mcg/L.
- *Ejercicio 3.1.9.* 0,00089 mg/g.
- *Ejercicio 3.1.10.* 25.200 segundos.
- *Ejercicio 3.1.11.* 300 minutos.
- *Ejercicio 3.1.12.* 2 horas.
- *Ejercicio 3.1.13.* 2.000 mililitros.
- *Ejercicio 3.1.14.* 1,5 litros.
- *Ejercicio 3.1.15.* 8 gramos.
- *Ejercicio 3.1.16.* 3,56 kilogramos.

Apartado 3.2

- *Ejercicio 3.2.1.* 3,5 comprimidos.
- *Ejercicio 3.2.2.* a) 2 comprimidos. b) 2 g/día.
- *Ejercicio 3.2.3.* a) 3 veces al día. b) No, debido a que la concentración de amoxicilina no es la misma. En consecuencia, sería necesario contar, al menos, con una forma farmacéutica adecuada con la proporción que equivalga a la dosis diaria pautada. Si con la forma farmacéutica actual ajustamos la dosis de amoxicilina a la prescripción (procedimiento que realmente no se podría conseguir ajustar a 1.500 miligramos dada la dosis de la forma farmacéutica), la dosis de ácido clavulánico sería menor, por lo que habría riesgo de resistencia bacteriana. En el caso contrario, si la dosis se ajusta al ácido clavulánico, se

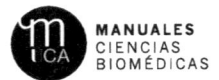

aumentaría la dosis de amoxicilina, aunque es cierto que en este supuesto no alcanzaría el rango tóxico que existe para este antibiótico.

- *Ejercicio 3.2.4.* a) 10 mL. b) Que un comprimido esté ranurado no indica que se pueda fraccionar por la mitad y que cada una de ellas albergue la mitad de la dosis. En la mayoría de los comprimidos, las ranuras sirven para facilitar la deglución del comprimido, no la dosis, pero sí existen excepciones como el paracetamol. Lo ideal sería que cambiase de forma farmacéutica a comprimidos de paracetamol de 500 mg, que en este caso sí se pueden partir por la ranura para dividir la dosis. c) Si se consultan ambas fichas técnicas, se observa que no existen interacciones entre ellas. Sin embargo, la acetilcisteína se emplea como antagonista en caso de sobredosis de paracetamol para prevenir el daño hepático. ¿Cómo es esto posible? La clave se encuentra en el metabolismo de paracetamol, que cursa con descenso de los niveles de la enzima antioxidante glutatión, por lo que la acetilcisteína aumenta los niveles de la misma para evitar la toxicidad intracelular provocada por paracetamol (AEMPS, 2017).

- *Ejercicio 3.2.5.* 3 mL.
- *Ejercicio 3.2.6.* a) 1.000 mg en cada toma. b) 2 comprimidos en cada toma.
- *Ejercicio 3.2.7.* a) 2 comprimidos. b) 1 vez al día, ya que en la ficha técnica de digoxina para esta presentación farmacéutica se indica una dosis única diaria (AEMPS, 2017). Dado que la prescripción es de 0,5 mg al día, se entiende que se trata de una administración lenta por vía oral.
- *Ejercicio 3.2.8.* a) 0,5 comprimidos. b) No sería posible administrar medio comprimido, dado que este fármaco, según la ficha técnica, está recubierto con película que impide su división (AEMPS, 2017). Lo correcto sería solicitar a la farmacia la presentación farmacéutica en comprimidos de 4 mg de ondansetrón.
- *Ejercicio 3.2.9.* a) 1.000 mg. b) 500 mg. c) 10 mL.
- *Ejercicio 3.2.10.* a) 5 mL.

Apartado 3.3

- *Ejercicio 3.3.1.* a) 2.500 mL. b) 83,33 mL/h ($\approx$ 83 mL/h). c) 20,83 mL/h ($\approx$ 21 mL/h).
- *Ejercicio 3.3.2.* a) 41,66 mL/h ($\approx$ 42 mL/h). b) 83,33 mL/h ($\approx$ 83 mL/h).

- *Ejercicio 3.3.3.* a) En este caso, el vial contiene polvo liofilizado, por tanto, tendremos que administrar suero fisiológico (el mismo que utilizaremos como disolvente del medicamento) en el vial para diluir el principio activo. Se extraerán los mL introducidos en el vial para diluir el medicamento. b) 150 mL/h.

- *Ejercicio 3.3.4.* a) 504 mL de SG y 1.512 mL de SF. b) 2.016 mL.

- *Ejercicio 3.3.5.* a) 2.520 mL. b) 5 sueros.

- *Ejercicio 3.3.6.* a) 2.400 mL en 48 horas. b) 816 mL en total.

- *Ejercicio 3.3.7.* a) Al disolverse la claritromicina en los 10 mL de agua para inyección, siguen habiendo 500 mg. b) Al administrarse en una hora, el volumen coincide con la velocidad (260 mL/h). c) Se trata de una infusión intermitente, por lo que, al administrarse dos veces al día, solo habría que duplicar el volumen (520 mL).

- *Ejercicio 3.3.8.* a) 1.992 mL. b) Se han infundido 1.224 mL adicionales en estos tres días.

- *Ejercicio 3.3.9.* Se trata de una actuación habitual de los profesionales de enfermería en el ámbito hospitalario para favorecer ligeramente el aumento de la tensión arterial mientras se busca una solución coloidal. a) 100 mL tras 10 minutos de infusión. b) Sí, es posible. Por ejemplo, se debe tener en cuenta que en contrastes yodados pueden administrarse por vía intravenosa periférica a una velocidad de 5 mL/s (solo para periodos muy breves de tiempo, ya que es fundamental sincronizar la administración del contraste radiológico con la realización de la tomografía axial computerizada). El envase de cada catéter intravenoso suele indicar la velocidad de infusión máxima que puede permitir (dependiendo de su calibre). En muchos casos, ese límite supera los 500 mL/h, aunque deben tomarse precauciones a estas velocidades, dado que aumenta el riesgo de extravasación o la aparición de otras complicaciones cardiovasculares.

- *Ejercicio 3.3.10.* Valeria recibe 1.182 mL cada día (resultado del volumen administrado de suero glucosado 5% en 21 horas más el volumen de la disolución de paracetamol tres veces al día).

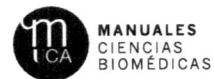
Apartado 3.4

- *Ejercicio 3.4.1.* El suero glucosalino se compone de 24,17 mL.

- *Ejercicio 3.4.2.* a) 200 microgotas/min. b) 66,66 macrogotas/min ($\approx$ 67 macrogotas/min).

- *Ejercicio 3.4.3.* a) 250 microgotas/min. b) 83,33 macrogotas/min ($\approx$ 83 macrogotas/min).

- *Ejercicio 3.4.4.* a) 41,66 microgotas/min ($\approx$ 42 microgotas/min). b) 13,88 macrogotas/min ($\approx$ 14 macrogotas/min).

- *Ejercicio 3.4.5.* a) 20,83 microgotas/min ($\approx$ 21 microgotas/min). b) 6,94 macrogotas/min ($\approx$ 7 macrogotas/min).

- *Ejercicio 3.4.6.* a) La velocidad es de 21,43 got/min ($\approx$ 21 got/min). b) En total, se infunden 3.000 gotas al día de vancomicina.

- *Ejercicio 3.4.7.* 20,83 got/min ($\approx$ 21 got/min).

- *Ejercicio 3.4.8.* 62,5 got/min ($\approx$ 63 got/min).

- *Ejercicio 3.4.9.* a) Las velocidades son las siguientes: 30 got/min (suero fisiológico 0,9%), 3,33 got/min ($\approx$ 3 got/min) (suero glucosado 5%) y 133,33 got/min ($\approx$ 133 got/min) (paracetamol). b) Se puede realizar el cálculo mediante dos formas (calculando sobre 15 minutos o partiendo del resultado del apartado anterior), con un resultado de 2.500 gotas.

- *Ejercicio 3.4.10.* a) 1.200 mL, que es el equivalente a 72.000 gotas. b) 120 gramos.

Apartado 3.5

- *Ejercicio 3.5.1.* 0,35 mL.

- *Ejercicio 3.5.2.* 15 mL cada 12 horas.

- *Ejercicio 3.5.3.* 0,08 mL, que equivale a 4 gotas.

- *Ejercicio 3.5.4.* a) 5.600 UI. b) 1,12 mL.

- *Ejercicio 3.5.5.* a) La ficha técnica del medicamento a la dosis que disponemos (1.200.000 UI) indica que la benzilpenicilina debe disolverse en 4 mL (con un volumen de disolución final de 4,8 mL), luego si se requiere administrar el doble de dosis, entonces el volumen a administrar se duplica (9,6 mL). Naturalmente, los excipientes se duplicarían también, pero la forma farmacéutica de 2.400.000 UI presenta prácticamente el doble de contenido de excipientes con respecto al de 1.200.00 UI, luego existe un bajo riesgo de reacción adversa de tipo F (AEMPS, 2017). b) Se necesitan 2 envases, ya que la dosis a administrar duplica la forma farmacéutica que disponemos.

- *Ejercicio 3.5.6.* La expresión «De-Al-Ce» equivaldría a 28-18-15.
- *Ejercicio 3.5.7.* a) La expresión sería 8-12-16. b) El resultado final es 0,16 mL. Tras obtener dicho pequeño volumen resultante, es altamente recomendable emplear una jeringa de 1 o 2 mL para prevenir una incorrecta dosificación durante la extracción de insulina regular.
- *Ejercicio 3.5.8.* a) 0,2 mL. b) Sí, es posible. De hecho, la jeringa se encuentra graduada para permitir el ajuste de dosis, pero es necesario retirar el exceso de dosis antes de proceder a la inyección subcutánea.
- *Ejercicio 3.5.9.* 0,35 mL. Debe tenerse en cuenta que existe equivalencia entre mL y UI (1 mL = 100 UI), por lo que realmente se estarían administrando los 35 UI de insulina glargina pautados teniendo en cuenta dicha equivalencia.

Apartado 3.6

- *Ejercicio 3.6.1.* Rosa se está aplicando 0,0125 gramos de neomicina y 0,005 gramos de triamcinolona.
- *Ejercicio 3.6.2.* a) La fórmula de Du Bois es la siguiente: *Superficie corporal = Peso (kg)^{0,425} x Altura (cm)^{0,725} x 0,007184* (Fernández Vieitez, 2003). Así pues, la superficie corporal de Ulises es de 1,92 m^2. b) 192,02 mg de metotrexato ($\approx$ 192 mg).

Apartado 3.7

- *Ejercicio 3.7.1.* 13,3 mL.
- *Ejercicio 3.7.2.* 12,5 mL.
- *Ejercicio 3.7.3.* a) 123 mEq. b) 61,5 mL.
- *Ejercicio 3.7.4.* a) 63,9 mEq. b) 31,95 mL.
- *Ejercicio 3.7.5.* 5 mL de KCl.

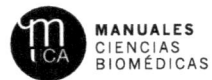
- *Ejercicio 3.7.6.* a) 30 mL de KCl. b) Es correcta la dosis y compatible con la vida humana, pero solo en situaciones especiales en las que sea necesario reponer potasio (en periodos cortos de tiempo, como es este caso) (Ministerio de Sanidad y Consumo, s.f.; Sequera Ortiz et al., 2021). De hecho, el límite de administración de KCl por vía periférica se sitúa en 40 mEq/L, por lo que es necesario plantearse la utilización de una vía venosa central (Barras et al., 2014).

- *Ejercicio 3.7.7.* Al ser una concentración 1M (1 mEq/mL), entonces se deben extraer 5 mL de KCl.

- *Ejercicio 3.7.8.* 60 mEq de KCl al día.

Apartado 3.8

- *Ejercicio 3.8.1.* 7,92 gramos adicionales de cloruro sódico cada día ($\approx$ 8 gramos).

- *Ejercicio 3.8.2.* 3,24 gramos de cloruro sódico al día ($\approx$ 3 gramos).

- *Ejercicio 3.8.3.* 6 gramos de cloruro sódico (se debe recordar que el suero glucosado no aporta cloruro sódico).

- *Ejercicio 3.8.4.* 1.667,6 miligramos de sodio ($\approx$ 1.700 mg) (el suero fisiológico 0,9% aporta cloruro sódico, por lo que la dosis de sodio es la mitad del correspondiente al cloruro sódico).

- *Ejercicio 3.8.5.* a) 2.000 mL/día (un litro de cada tipo de suero). b) Tras calcular el volumen de ambos sueros al día, realizar la conversión del porcentaje a gramos por cada 100 mL, y posteriormente a miligramos, el resultado final es 29.000 mg/día.

Apartado 3.9

- *Ejercicio 3.9.1.* a) Debe calcularse el volumen diario, después los gramos de glucosa equivalentes y, por último, la conversión energética de dicha glucosa. El resultado es 172,8 kcal/día. b) Dado que en el anterior apartado se obtuvieron los gramos de glucosa diarios, solo habría que multiplicar por 7. El resultado es 302,4 g/semana.

- *Ejercicio 3.9.2.* a) 63,42 mg de petidina ($\approx$ 63 mg). b) 1,27 mL deberán extraerse de la ampolla ($\approx$ 1,3 mL). c) Tras el cálculo de una dosis, se podrá establecer su equivalencia a 24 horas, con un total de 253,68 mg ($\approx$ 250 mg).

- *Ejercicio 3.9.3.* La lidocaína se administra a una velocidad de 40 mcg/kg/min.
- *Ejercicio 3.9.4.* Maya pesa 12 kg.

Apartado 3.10

- *Ejercicio 3.10.1.* 60 miligramos cada 8 horas.
- *Ejercicio 3.10.2.* a) Se deberán extraer 2,25 mL de jarabe. b) La dosis diaria es de 900 mg de paracetamol. c) Sí, se encuentra dentro del margen terapéutico, aunque se trata de la dosis máxima diaria.
- *Ejercicio 3.10.3.* a) 9 mL de jarabe. b) 540 mg/día.
- *Ejercicio 3.10.4.* 0,65 gramos de ampicilina (≈ 0,7 gramos).
- *Ejercicio 3.10.5.* a) 525 mg. b) 52,5 mL.
- *Ejercicio 3.10.6.* a) 780 mg/día. b) 260 mg cada 8 h. c) 6,5 mL cada 8h.
- *Ejercicio 3.10.7.* a) 0,03 mg. b) 0,3 mL.
- *Ejercicio 3.10.8.* a) 0,18 mg. b) 1,8 mL.

Apartado 3.11

- *Ejercicio 3.11.1.* 450 gotas de haloperidol.
- *Ejercicio 3.11.2.* a) 1 mL (dado que es la mitad de la dosis que contiene la ampolla). b) 202 mL/h. c) 1.210 mL/día (1.008 mL + 202 mL). d) Según las fichas técnicas de este medicamento, es la dosis máxima para una persona con insuficiencia hepática leve (AEMPS, 2017).
- *Ejercicio 3.11.3.* 96 gotas en total.
- *Ejercicio 3.11.4.* 5 mg de nitroglicerina.
- *Ejercicio 3.11.5.* a) 18 g. b) 90 mL.

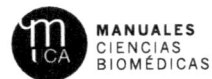

Bibliografía

AGENCIA ESPAÑOLA DE MEDICAMENTOS Y PRODUCTOS SANITARIOS, 2017. Centro de información online de medicamentos de la AEMPS. Disponible en: https://cima.aemps.es/cima/publico/home.html [Acceso 22 agosto 2022].

BARRAS, M., MOORE, D., POCOCK, D., et al., 2014. Reducing the risk of harm from intravenous potassium: a multi-factorial approach in the haematology setting. *Journal of Oncology Pharmacy Practice*, 20(5), 323-331. Disponible en: https://doi.org/10.1177/1078155213504443 [Acceso 26 agosto 2022].

BRINDLEY, J., 2017. Undertaking drug calculations for oral medicines and suppositories. *Nursing Standard*, 32(7), 56-63. Disponible en: https://doi.org/10.7748/ns.2017.e10953 [Acceso 23 agosto 2022].

BRINDLEY, J., 2018. Undertaking drug calculations for intravenous medicines and infusions. *Nursing Standard*, 32(20), 55-63. Disponible en: https://doi.org/10.7748/ns.2018.e11029 [Acceso 26 agosto 2022].

GOBIERNO DE ESPAÑA, 2009. Real Decreto 2032/2009, de 30 de diciembre, por el que se establecen las unidades legales de medida. *Boletín Oficial del Estado*, 21 de enero de 2010, 18. Disponible en: https://www.boe.es/eli/es/rd/2009/12/30/2032 [Acceso 25 julio 2022].

FERNÁNDEZ VIEITEZ, J. A., 2003. Superficie corporal como indicador de masa muscular en el adulto del sexo masculino. *Revista Cubana de Salud Pública*, 29(2), 124-127. Disponible en: http://scielo.sld.cu/scielo.php?script=sci_arttext&pid=S0864-34662003000200006&lng=es&tlng=es [Acceso 29 agosto 2022].

FINFER, S., MICALLEF, S., HAMMOND, N., et al., 2022. Balanced multielectrolyte solution versus saline in critically ill adults. *The New England Journal of Medicine*, 386(9), 815-826. Disponible en: https://doi.org/10.1056/NEJMoa2114464 [Acceso 24 agosto 2022].

LENEHAN, G., 2012. The Emergency Nurses Association (ENA) "weighs in" on pediatric medication safety: "Weigh children in kilograms only!". *Journal of Emergency Nursing*, 38(3), 205-206. Disponible en: https://doi.org/10.1016/j.jen.2012.04.010 [Acceso 26 agosto 2022].

MINISTERIO DE SANIDAD Y CONSUMO, s.f. Recomendaciones para el uso seguro del potasio intravenoso. Disponible en: https://seguridaddelpaciente.es/formacion/tutoriales/MSC-CD4/ [Acceso 18 junio 2022].

MONTAÑÉS-PAULS, B., SÁEZ-LLEÓ, C. y MARTÍNEZ-ROMERO, G., 2009. Ajuste de dosificación de medicamentos en pacientes ancianos institucionalizados con insuficiencia renal. *Farmacia Hospitalaria*, 33(1), 43-47. Disponible en: https://doi.org/10.1016/S1130-6343(09)70734-2 [Acceso 26 agosto 2022].

NYMAN, H. A., 2015. Renal dosing in high-risk populations. *Journal of Infusion Nursing*, 38(3), 210-215. Disponible en: https://doi.org/10.1097/NAN.0000000000000102 [Acceso 26 agosto 2022].

PENTIN, J., GREEN, M. y SMITH, J., 2016a. Undertaking safe medicine administration with children: part 1. *Nursing Children and Young People*, 28(6), 35-42. Disponible en: https://doi.org/10.7748/ncyp.2016.e744 [Acceso 26 agosto 2022].

PENTIN, J., GREEN, M. y SMITH, J., 2016b. Undertaking safe medicine administration with children part 2: essential numeracy. *Nursing Children and Young People*, 28(7), 37-43. Disponible en: https://doi.org/10.7748/ncyp.2016.e743 [Acceso 26 agosto 2022].

SEQUERA ORTÍZ, P., ALCÁZAR ARROYO, R. y ALBALATE RAMÓN, M., 2021. Nefrología al día. Trastornos del Potasio. Hipopotasemia. Hiperpotasemia. Disponible en: https://www.nefrologiaaldia.org/383 [Acceso 22 agosto 2022].

TRIM, J., 2004. Clinical skills: a practical guide to working out drug calculations. *British Journal of Nursing*, 13(10), 602-606. Disponible en: https://doi.org/10.12968/bjon.2004.13.10.13050 [Acceso 26 agosto 2022].

WRIGHT, K., 2008. Drug calculations part 2: alternative strategies to the formula. *Nursing Standard*, 22(37), 42-44. Disponible en: https://doi.org/10.7748/ns2008.05.22.37.42.c6546 [Acceso 26 agosto 2022].

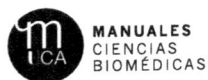

ANEXOS

Anexo 1. Principales abreviaturas empleadas en envases, prescripciones y hojas de tratamiento de enfermería

Abreviatura	Significado
ac	Antes de las principales comidas del día (desayuno, almuerzo y cena)
ad lib	Administrar libremente o a disposición de la persona
amp	Ampolla
c	Comprimido (equivalente a comp)
c/	Cada
cap	Cápsula
comp	Comprimido (equivalente a c)
cr	Crema
dc	Después de las principales comidas del día (desayuno, almuerzo y cena)
De-Al-Ce	Expresión para indicar cuántos comprimidos, cápsulas... se deben tomar en cada una de las principales comidas del día. Por ejemplo: «2-0-1» indica la administración de dos comprimidos del medicamento en el desayuno, ninguno en el almuerzo y uno en la cena. Existe la variante De-Co-Ce.
DH	Medicamento de Diagnóstico Hospitalario
Dx	Diagnóstico
ECM	Medicamento de Especial Control Médico
eferv	Efervescente
EFG	Equivalente Farmacéutico Genérico (medicamento genérico)
EFP	Especialidad Farmacéutica Publicitaria (medicamento comercial)
EQ	Especialidad bioequivalente
g	Gramo

gg	Gragea
ggt	Gota/s (equivalente a got)
got	Gota/s (equivalente a ggt)
H	Medicamento de Uso Hospitalario. Existe la variante UH.
ID	Vía intradérmica
IM	Vía intramuscular
IN	Vía intranasal
inh	Vía inhalatoria
IV	Vía intravenosa
jbe	Jarabe
KCl	Cloruro potásico
M	Mol
mcg	Microgramo (equivalente a µg)
mEq	Miliequivalente
mg	Miligramo
mL	Mililitro
mmol	Milimol
NaCl	Cloruro sódico
neb	Nebulizada
OD	Ojo derecho / Oído derecho (según el medicamento)
OI	Ojo izquierdo / Oído izquierdo (según el medicamento)
OTC	Medicamento no sujeto a prescripción médica
pmv	Para mantener vía de perfusión
prn	Si precisa
qod	Días alternos

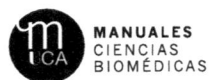
sb	Sobre
SC	Vía subcutánea
SF	Suero fisiológico (equivalente a SSF)
SL	Vía sublingual
SG 5%	Suero glucosado 5%
SGS	Suero glucosalino
SNG	Sonda nasogástrica
SNY	Sonda nasoyeyunal
sol	Solución
SSF	Suero salino fisiológico (equivalente a SF)
sup	Supositorio
susp	Suspensión
TLD	Tratamiento de Larga Duración (medicamento renovable)
top	Vía tópica
UI	Unidades Internacionales
vag	Vía vaginal
VC	Vía central
VP	Vía periférica
µg	Microgramo (equivalente a mcg)